CAUSERIES MÉDICALES

LETTRES A UNE MAMAN

CAUSERIES MÉDICALES

PAR

LE Dr E. PILATTE

NICE
IMPRIMERIE V.-EUG. GAUTHIER ET Cie
27, Avenue de la Gare, 27

1899

A MA FEMME

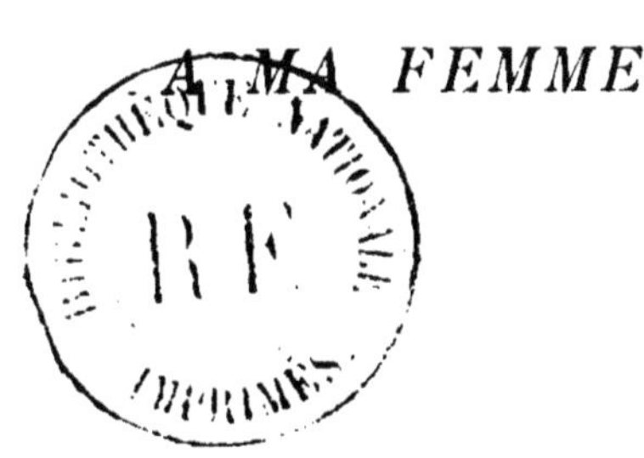

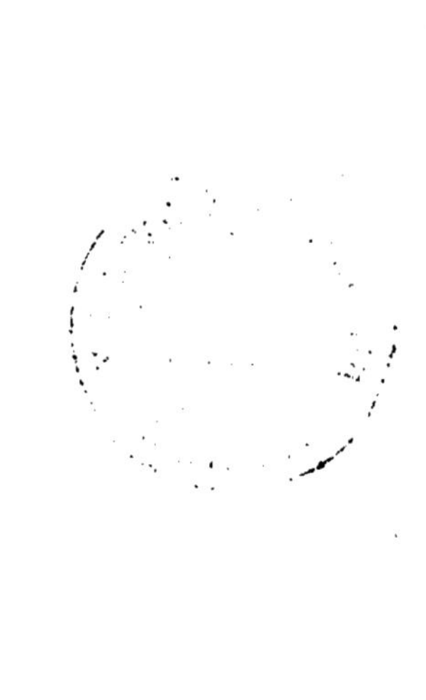

I

La Médecine est-elle une Science ?

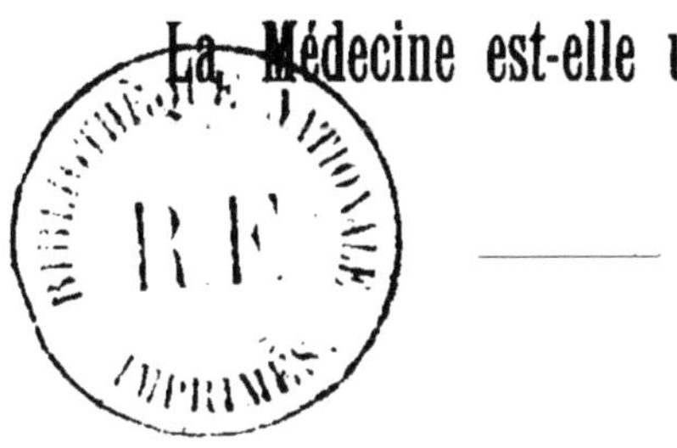

On reproche volontiers à la médecine de procéder le plus souvent à tâtons, de condamner aujourd'hui ce qu'elle prônait la veille, de formuler beaucoup d'hypothèses et de posséder un très petit nombre de faits nettement établis, en un mot, de n'être pas une science positive dans toute la rigueur du terme.

On oppose volontiers à l'incertitude des médecins en face d'un malade, la hardiesse avec laquelle les savants abordent les problèmes les plus ardus, la rigueur avec laquelle ils les scrutent, la sûreté avec laquelle ils les résolvent.

Il y a malheureusement beaucoup de vrai dans cette manière de voir. Les médecins n'ont nul besoin qu'on leur remette en mémoire leur insuffisance en face des durs problèmes que soulève l'exercice de leur profession. Mais ce qu'ils ne sauraient accepter, c'est qu'on les rende responsables, au moins d'une manière absolue, de leur imperfection, de leurs incertitudes et de leurs tâtonnements.

De toutes les sciences naturelles, la médecine est celle qui a le but le plus élevé ; elle s'applique en effet à étudier la matière dans sa forme la plus complexe, dans sa forme organisée ; cette matière même, elle la rencontre non plus pourvue simplement de propriétés physiques ou chimiques, mais douée de cette qualité profondément mystérieuse qui est la vie ; bien plus, cette matière organisée et vivante est toujours, lorsque le médecin doit s'occuper d'elle, dans l'état de maladie, c'est-à-dire dans un état particulier, anormal, encore plus obscur que l'état de vie déjà si ténébreux par lui-même.

J'entends d'ici une observation :

Puisqu'il en est ainsi, que ne vous mettez-vous, Messieurs les médecins, à étudier la vie et la matière organisée avant d'étudier la maladie?

Mon cher Monsieur, c'est à quoi nous nous appliquons de notre mieux, et il n'est pas un d'entre nous qui n'ait dévoré les traités de physiologie et qui ne lise avec le plus vif intérêt tout ce qui lui tombe sous la main à ce sujet. Mais dans cette science même, tout n'est pas clair et limpide. Le physiologiste nous explique sans doute bien des choses, mais arrivé à un point donné de son explication, sur une question qui lui est posée, il répond : Ceci n'est pas de mon domaine ; adressez-vous à un chimiste.

Vous vous tournez vers le chimiste ; il pousse l'éclaircissement un peu plus loin, mais ne tarde pas à vous renvoyer aux ouvrages de physique ; et quand vous sondez la physique, qui est pourtant une science positive, vous vous apercevez qu'elle repose sur des hypothèses admissibles il est vrai, mais tout aussi discutables qu'admissibles.

Croyez-vous que le physiologiste nous donne des

renseignements bien précis et suffisants sur les fonctions du système nerveux par exemple? La question des localisations cérébrales, pour ne mentionner que celle-là, est des plus obscures et des plus discutées. Ce chapitre de la physiologie est un résumé non de faits et de lois, mais d'hypothèses et de doctrines.

Croiriez-vous que la chimie n'a pas pu encore nous dire, à nous autres médecins qui aurions pourtant bien besoin de le savoir, ce que c'est que la matière albuminoïde, le blanc d'œuf? Elle nous a dit bien des choses ces derniers temps, j'en conviens. Elle nous a appris ce que sont le sucre, l'alcool, l'éther, les corps gras, l'amidon, etc., toutes choses fort intéressantes pour nous. Mais sur l'albumine, sur ce composé qui forme la majeure partie de notre substance, qui est, à proprement parler, la pâte dont nous sommes pétris, que nous dit-elle? Rien, ou du moins rien de précis, rien de certain.

Croirez-vous que la physique ne nous explique le tout de rien?

Sans lui demander de nous donner une théorie logique et satisfaisante des piles, sans même exiger qu'elle nous explique à fond les phénomènes de la cristallisation, ne sommes-nous pas en droit de suspecter ses données, quand nous voyons qu'elle affirme aujourd'hui ce qu'elle contestait hier? L'histoire de l'optique en est un exemple frappant: les penseurs du XVIIme siècle répudient avec dédain le système de l'émission; les savants du XVIIIme siècle sont pleins de confiance en ce système et de mépris pour le système des ondulations; les physiciens du XIXme siècle reprennent ce dernier et s'étonnent qu'on ait pu considérer le premier comme une théorie sérieuse.

Je vous le demande sincèrement, quels progrès la physiologie peut-elle faire si la chimie et la physique ne la renseignent pas pleinement sur les phénomènes qui sont de leur ressort? Et comment le médecin pourrait-il prétendre à la connaissance de la matière malade s'il lui est impossible de s'éclairer sur les fonctions de la matière vivante et saine.

Il ne faut donc pas reprocher aux médecins l'incertitude dans laquelle ils se meuvent. Il ne faut pas leur faire un crime de leur impuissance qui est celle de la thérapeutique elle-même. Comme je le disais tout à l'heure, la médecine est de toutes les sciences naturelles, celle qui a le but le plus élevé; elle est l'aboutissant et le résumé de toutes les autres connaissances naturelles; elle ne peut donc faire de progrès qu'autant que les autres sciences la portent en avant; pour employer une autre figure qui rende mieux ma pensée, je dirai qu'elle ne peut s'élever qu'en gravissant des échelons successifs, solidement établis et que rien ne peut ébranler; dans l'état actuel des choses, bien des échelons font défaut: aussi le médecin qui veut progresser et s'élever est-il contraint d'user d'artifices pour franchir les obstacles qui se présentent à chaque pas devant lui.

Il s'appuie, quand il le peut, sur la science; mais il doit déployer des qualités d'artiste à un moment donné et procéder par sauts et par bonds.

C'est peut-être ce qui fait que tant de médecins ont mérité le nom d'acrobates.

II

Frictions sèches.

Entre toutes les précautions hygiéniques que nous pouvons et devons prendre pour nous préserver des maladies, les soins de la peau occupent peut-être le premier rang.

La peau n'est pas seulement une enveloppe protectrice, un vêtement naturel, c'est encore un organe qui joue un rôle capital dans les fonctions de nutrition, un rôle comparable à celui des poumons et des reins. Paul Bert a montré qu'en recouvrant la peau des animaux d'un enduit imperméable, en les vernissant, on les tue très rapidement ; les sujets de ces expériences mouraient empoisonnés par les déchets organiques qu'ils ne parvenaient plus à éliminer par la peau.

On connait d'autre part l'extrême gravité des brûlures étendues, même si elles sont tout à fait superficielles. C'est avec justesse que l'on dit de quelqu'un « il est flambé », pour donner à entendre qu'il est irrémédiablement perdu, car un homme dont toute la peau a ressenti une excessive chaleur, ne fût-ce qu'un instant, succombera fatalement.

Les ruptures des chaudières marines en fournissent de nombreux exemples ; dans un accident de ce genre, quarante-trois marins trouvèrent la mort ; la plupart d'entre eux, avaient été simplement *échaudés*, et, il ne paraissait pas qu'ils fussent sérieusement atteints ; cependant ils succombèrent tous, les uns après les autres, dans l'espace d'un mois.

Ces faits et d'autres semblables prouvent surabondamment que l'intégrité du revêtement cutané est indispensable à la vie. Cela étant, il est de toute évidence que la santé générale ne peut se conserver qu'autant que la santé de la peau est sauvegardée.

En dehors du rôle que joue la peau comme enveloppe protectrice et comme organe de nutrition, il convient de rappeler qu'elle est le siège de la terminaison des innombrables filets nerveux qui, partant des centres viennent s'y épanouir. Or, le système nerveux est l'organe régulateur de toute la machine animale ; s'il est vrai — ce qui n'est pas absolument sûr — que ce sont les centres qui sont le plus souvent malades, il n'est pas moins vrai que le meilleur moyen de les atteindre et de les soigner est de leur envoyer le plus souvent possible des impressions fortes et salutaires qui les secouent, les tirent de leur torpeur et réveillent leur activité.

Cherchez dans vos souvenirs et rappelez-vous les exemples de guérisons extraordinaires dont vous avez eu connaissance ; il y en aura, j'en suis sûr, fort peu, dont le traitement ne puisse se réduire à une action exercée sur le revêtement cutané.

La vogue de certains hydropathes, Priessnitz et Kneipp entre autres, et les résultats merveilleux obtenus par eux, tiennent à ce que ces praticiens habiles soumettaient la peau de leurs malades à des épreuves sévères, auxquelles le client ne se prête de bonne grâce que lorsque celui qui les prescrit inspire par son caractère, par sa position, par sa réputation, par son entourage ou même par la bizarrerie de ses pratiques, une confiance absolue. Même — qu'il me soit permis de le dire sans offenser les âmes croyantes — certaines cures constatées à Lourdes, ou ailleurs, peuvent se rattacher aux mêmes causes, bien que là d'autres éléments, l'élément moral entre autres, jouent un rôle considérable.

Quoi qu'il en soit, d'ailleurs, un fait reste avéré, c'est que pour se bien porter, il faut avoir une peau robuste et saine. Ayons donc pour cet organe intéressant tous les égards qui lui sont dus et donnons-lui les soins les plus attentifs. Efforçons-nous surtout de lui donner du ton, de la vigueur, et de l'aguerrir aux intempéries.

Dès la première enfance, on a généralement le tort, au moins dans nos régions, de trop couvrir les enfants ; on les emmaillote dans vingt épaisseurs de tissus ; ils y sont perpétuellement en moiteur et macèrent ainsi dans un jus animal qui n'a absolument rien d'hygiénique.

Cela est d'autant plus fâcheux que plus on tarde à découvrir un enfant, plus cela devient difficile et même dangereux. Il est même des cas où la chose est rendue impossible par la facilité avec laquelle ces mêmes enfants prennent rhumes et bronchites dès qu'on leur ôte un fil.

Les frictions sèches constituent un excellent moyen d'obtenir l'accoutumance au port de vêtements légers, chez ceux-là surtout qui supportent mal les lotions et douches froides. Au début, ces frictions seront faites le matin avec un simple torchon bien sec ; elles doivent se faire vivement, durer deux ou trois minutes au plus, et porter sur tout le corps, principalement le dos, la poitrine et les cuisses ; il faut que la peau rougisse assez fortement. Si possible, le patient se frictionnera lui-même.

Dès que la peau est un peu raffermie et *tannée* par ces frictions, on remplace le torchon par une paire de gants et une lanière en crin ; on trouve aujourd'hui ces objets chez tous les pharmaciens.

Je n'essayerai même pas d'énumérer les maladies dont ce traitement peut avoir raison. C'est un traitement tonique, local et général. C'est dire qu'il convient à tout le monde. Je ne dis pas qu'il soit aussi puissant que l'hydrothérapie, assurément non. Mais l'hydrothérapie a ses indications très précises et, à côté d'avantages immenses, ses inconvénients et même ses dangers.

Il n'en est pas ainsi des frictions sèches. Usez-en et vous m'en direz des nouvelles.

III

Printemps et Purgations.

Un vieux Grévin m'est tombé sous la main l'autre jour : Un poète et une jeune fille errent dans les champs se tenant par la main.

Le poète : Oh ! la nature ! les fleurs ! la terre toujours jeune ! l'éternel renouveau !...

La jeune fille (rêveuse) : Ah ! oui, c'est le Printemps... Il va falloir que je me purge.

Cette remarque, toute intempestive qu'elle soit, contient un bon fonds de vérité.

Il n'y a pas bien longtemps de cela, il y a un siècle tout au plus, chacun se serait cru irrémédiablement perdu s'il avait laissé passer l'équinoxe de printemps sans se faire tirer quelques onces de sang. Cette coutume hygiénique a totalement disparu. On l'applique encore aux ânes dans les campagnes, j'entends aux ânes quadrupèdes, brayant, oreillards et bourriquants. On dit que cette pratique calme leurs ardeurs juvéniles, les assagit, et développe leurs vertus morales au détriment de leurs appétits charnels. La chose est parfaitement possible.

Soit dit sans ombre de malice à l'endroit des ordres séculiers, ce sont les moines qui ont conservé le plus tard l'usage de se faire ouvrir la veine au printemps. Il y avait dans chaque couvent un frère *saigneur* qui pendant une quinzaine ne faisait autre chose que phlébotomiser ses congénères. Cela s'appelait : *minuere monacum*, diminuer le moine. J'ignore si cette coutume a persisté dans quelques couvents ; à en juger par le plantureux embonpoint dont jouissent les moines contemporains, j'opine à penser qu'elle doit avoir disparu.

Quoi qu'il en soit des moines et de leurs habitudes hygiéniques, la saignée est tombée dans un discrédit complet auprès du vulgaire, discrédit contre lequel les médecins réagissent en ce moment, mais qui sera difficile à vaincre.

La purgation printanière, par contre, jouit encore d'une certaine faveur auprès d'un public nombreux. Au fond, je crois que cet usage a du bon. L'hiver est la saison où l'on prend le moins d'exercice, la saison des dîners riches et des longues veilles, des soirées et des séances au théâtre, où l'on respire un air confiné, *ruminé*, où les oxydations organiques sont ralenties et où, par suite, les cendres s'accumulent dans notre machine. Qu'une bonne purgation vienne réveiller l'activité du foie, balayer l'estomac et même faire faire peau neuve à l'intestin, je n'y vois aucun inconvénient, au contraire.

A quel purgatif faudra-t-il avoir recours dans l'espèce ? C'est là une grave question.

Tous les purgatifs peuvent être rangés sous cinq chefs principaux :

1° Les purgatifs mécaniques, qui comprennent

outre le massage et l'électricité, les corps qui n'agissent que par leur présence en provoquant des contractions destinées à les expulser ; de ce nombre sont le pain de son, la graine de lin en nature, la semence de psyllium, les figues, les framboises, les fruits à petites graines en général.

2° Les purgatifs salins. Ceux-ci agissent en irritant l'intestin et aussi, pour peu qu'ils soient pris à dose concentrée, en opérant une sorte de drainage des tissus vers le tube digestif. Ce sont ceux-là qu'on emploie le plus communément, sous forme de sulfates de soude, de magnésie, de citrates, de limonades effervescentes, d'eaux minérales purgatives, de sels de Sedlitz, etc., etc. Leur nombre est incalculable. Ils se valent ou peu s'en faut. Leur action est identique à bien peu de chose près. Autrement dit s'il est avéré que vous ayez besoin de prendre un purgatif salin, peu importe que vous preniez celui-ci ou celui-là.

3° Les huileux, que tout le monde connaît et dont chacun a pu apprécier les inconvénients s'il n'en a pas constaté les avantages. Ils jouissent cependant d'une grande faveur, bien qu'on ne sache pas au juste pourquoi.

4° Les végétaux proprement dits : la rhubarbe, l'aloès, le podophyle, etc., rentrent dans cette catégorie. Ils forment la base de toutes les pilules dites *de santé*, ou *suisses*, ou *anglaises*, qui valent généralement moins que leur réputation. Ce sont des agents utiles mais qui ont leurs indications spéciales et assez étroites.

5° Les cholagogues, ou médicaments agissant plus particulièrement sur le foie. Le calomel en est le prototype. C'est un remède précieux, actif, fidèle et dont les effets varient beaucoup avec la dose, le mode d'administration, l'âge du malade, etc.

Il ne doit être pris que sur conseil précis du médecin.

Etant donnée cette classification (un peu artificielle, je le reconnais) dans quelle catégorie conviendra-t-il de choisir la purgation printanière ?

Tout d'abord je poserai une règle générale : c'est que tout purgatif pris d'une manière suivie produit à la longue un effet opposé à celui qu'on peut en attendre, et que, par conséquent, il ne faut user de ces remèdes que d'une manière intermittente. Seuls, les médicaments placés en tête de ma liste et dont l'action est purement mécanique, font exception à cette règle, mais leur action n'est pas très énergique et leur usage rentre dans les données de l'hygiène plutôt que dans celles de la médication proprement dite.

Cette remarque s'applique surtout aux pilules ou tablettes à bases d'aloès qui ne devraient jamais être prises sans ordonnance spéciale du médecin, et à des doses variables selon le sujet et la maladie. Ce n'est donc pas non plus dans cette classe que nous choisirons notre médicament.

Vous me saurez gré de vous interdire les huileux aussi bien que le calomel, de sorte qu'il ne restera que les purgatifs salins, entre lesquels vous pourrez opter à votre guise. C'est le cas ou jamais de dire qu'on n'a que l'embarras du choix.

Toutes les eaux minérales purgatives, Montmirail, Sedlitz, Pullna, Hunjadi, Rubinat, doivent leur action à ce qu'elles tiennent en dissolution des sulfates de soude ou de magnésie. Autant vaut recourir directement à ces sels. On pourra prendre 20 grammes de sulfate de soude *(sel de Glauber)* ou la même dose de sulfovinate de soude (un peu plus coûteux mais d'une saveur moins mauvaise) ; ou encore autant de *Sel de Seignette* (tartrate de soude et potasse). Si l'on a des préférences pour la magnésie (je n'en ai pas, pour ma part) on pourra choisir entre le sulfate *(sel d'Epsom, sel de Sedlitz)* ou le citrate de magnésie. Dose : 20 grammes environ. La magnésie calcinée est préférée par les flatulents, qui en prennent de 4 à 8 grammes dans un peu de café.

Tous ces sels, sauf le dernier, doivent être pris le matin, à jeun, dans un verre d'eau ; on renforce l'effet d'une dose en prenant cette médecine *chaude* et en vidant le verre en deux fois à une demi-heure d'intervalle.

Les doses indiquées ci-dessus sont celles qui conviennent aux adultes.

Je répète que ces purgatifs ne doivent être pris qu'à titre exceptionnel ; leur usage constant est non seulement nuisible, mais *dangereux ;* et s'il y a constipation *habituelle*, ils ne doivent être pris que sur prescription formelle du médecin.

IV

Flanelle.

Faut-il, demandez-vous, ou ne faut-il pas mettre de la flanelle à vos enfants ?

Grave question, à laquelle il est malaisé de répondre sans blesser personne. Je dis blesser, car il ne manque pas de personnes chatouilleuses à cet endroit et qui n'entendent pas qu'on médise de la flanelle, tandis que d'autres professent pour cette étoffe un profond mépris. Ces divergences d'opinions peuvent tenir à des différences de latitude, à des différences de tempérament ou à des différences de flanelle.

D'où vient, Madame, que c'est aujourd'hui, à l'entrée de l'hiver, à l'approche des premiers froids, que vous interrogez votre médecin au sujet de l'opportunité de la flanelle ? Cela tient à une erreur que commettent avec vous la plupart des mamans, erreur qui consiste à croire que la flanelle est destinée à tenir le corps au chaud et que ce vêtement convient aux saisons et aux climats froids. La vérité est à l'extrême opposé. La flanelle est surtout un vêtement d'été et de climat chaud. A ce titre il n'y a pas de saison où l'on ne puisse la porter avec avantage à Nice, car notre hiver est un hiver pour rire, vous le savez; il est coupé par des journées printanières, quasiment estivales, qu'accentue encore la fraîcheur des soirées et des nuits.

L'homme, animal à température constante, supporte assez bien des températures très variées ; les nègres d'Afrique vivent et prospèrent par 40 degrés de chaleur; les Esquimaux sont heureux, dit-on, par des froids de 30 degrés. Ce qui met tous les hommes en danger, c'est la transition brusque d'une température à une autre, surtout lorsque l'échauffement ou le refroidissement portent sur le tronc sans atteindre les extrémités.

Lorsque nous nous échauffons et que nous transpirons, la sueur ne tarde pas à imprégner nos vêtements ; s'ils sont minces, s'ils sont fabriqués avec des tissus végétaux, ils s'imbibent rapidement et adhèrent alors à la peau. Survienne un courant d'air qui favorise l'évaporation, la couche liquide emprisonnée dans les mailles du tissu se refroidit brusquement, et la peau sous-jacente perçoit une sensation de froid très vif ; de là des troubles réflexes qui peuvent être très profonds et qui peuvent produire la congestion d'organes centraux, tels que le poumon, le foie, les reins, etc.

Supposons que la personne qui transpire porte de la flanelle. Ce tissu est velu, hérissé de fibres qui l'empêchent de s'appliquer exactement sur la peau; l'air circulera constamment entre peau et flanelle et favorisera l'évaporation de la sueur au fur et à mesure de sa production. D'autre part, la laine est moins avide d'eau que le lin ou le chanvre; on peut s'en assurer en jetant dans l'eau deux rondelles, l'une de toile, l'autre de flanelle : la rondelle de toile s'imbibera et coulera au fond, tandis que la rondelle de flanelle flottera comme un morceau de liège. Pour tremper un gilet de flanelle il faudra donc une sudation beaucoup plus abondante et beaucoup plus prolongée que pour tremper une chemise de toile. Et alors même que la flanelle est complètement imprégnée de liquide et plaque sur le corps, l'épaisseur du tissu et ses mailles qui retiennent toujours de l'air, font que le refroidissement superficiel occasionné par un courant d'air se propage à la peau plus lentement, plus régulièrement et avec moins de danger.

Il résulte de tout cela que le gilet ou la chemise de flanelle sont des vêtements appropriés aux saisons et aux climats chauds, ainsi qu'aux personnes sujettes à transpirer abondamment. Celles-là sont autorisées à porter de la flanelle par tous les temps ; les autres feront bien de n'en user qu'en été. Quant à l'habitude que l'on a de se couvrir de flanelle pour se mettre à l'abri du froid, je la considère comme fâcheuse ; ce sont les vêtements de dessus, ceux que l'on peut quitter et endosser en un clin d'œil, qui doivent protéger le corps contre le froid ; les vêtements de dessous n'ont d'autre rôle que de ventiler la peau, de faciliter les soins de propreté et de protéger contre le contact rude des autres pièces de l'habillement.

Ce qui est vrai pour l'adulte est trois et quatre fois vrai pour les enfants. La peau d'un enfant doit être toujours ferme, sèche et fraîche. Hélas ! qu'il est rare de rencontrer ces trois vertus cardinales ! Que d'enfants qui vivent, végètent et meurent en macérant dans un jus innomable !... Que de mères qui, par suite de craintes chimériques et de soins trop attentifs, surchargent leurs enfants de six, huit ou dix épaisseurs de tissus ! Les plus profonds, ceux qui auraient le plus besoin d'être aérés, sont le réceptacle de toutes les sécrétions et émanations de la peau, — pour ne parler que de cet organe. Si les mamans étaient bien convaincues que les fonctions de la peau ont au moins autant d'importance que celles du poumon, et que calfeutrer l'enfant dans une couche imperméable de vêtements équivaut à l'étouffer en lui fermant de force la bouche et le nez, je suis persuadé que la mortalité infantile baisserait d'un bon quart.

En résumé, à vous qui habitez nos climats tempérés, j'incline à conseiller le port de la flanelle pour vos enfants ; mais ne comptez pas sur ce tissu pour les protéger contre le froid ; c'est le rôle des vêtements de dessus.

Ne craignez pas que la flanelle irrite la peau ; elle la tannera plutôt, et la rendra moins délicate ; et loin de favoriser les éruptions chez les enfants, elle les fait souvent disparaitre.

Malgré les signalés services que rend ce tissu à l'humanité, il n'est pas de méfait dont on ne l'ait accusé. J'ai connu une vieille fille qui prétendait que le libertinage des hommes provenait de ce qu'ils portent de la flanelle, « qui, disait-elle, leur fait l'effet d'un léger sinapisme ».

A quel point le sinapisme peut-il influer sur le libertinage? C'est là une question que je me garderai d'approfondir.

V

Dépuratifs.

A côté des personnes qui se purgent au printemps — et celles-là s'appellent légion — il en est un assez grand nombre qui, dès l'approche de la belle saison, se mettent en quête d'un *dépuratif.* Si les premières hésitent en face de la multiplicité des drogues qui leur sont offertes, les secondes ne sont pas moins embarrassées. Les journaux, les revues, les pharmacies regorgent d'annonces et de prospectus qui préconisent telle tisane, tel sirop, tel *rob*, tel jus, tel suc... C'est à n'en plus finir.

A tous ces médicaments, le boniment qui les accompagne attribue des vertus mirifiques : ce dépuratif annoncé purge les humeurs, *rafraîchit* le sang, en chasse toute *âcreté*, déterge le foie, désopile la rate, porte son action salutaire sur les organes les plus différents et les plus éloignés, si bien que l'organisme tout entier paraît devoir être rajeuni, reverni et requinqué par son emploi.

Qu'y a-t-il de vrai dans tout cela ? Sous les pitreries des marchands de sirops, y a-t-il un fonds de vérité ? En un mot, que faut-il penser des dépuratifs ?

Pour moi, je vous avoue sans vergogne que chaque fois qu'on me pose la question bien connue des médecins : « Docteur, quel est donc le meilleur dépuratif ? » je réponds carrément : « Je ne sais pas ».

L'idée que l'on se fait communément du dépuratif, tient à la notion que l'on se faisait autrefois de la maladie, à la théorie des *humeurs peccantes*, théorie qui eût son temps de vogue, mais qui n'est plus tenue pour exacte aujourd'hui. Des troubles qui relèvent de la scrofule, de la goutte, du rhumatisme, de l'indigestion, de la syphilis, etc., étaient attribués à des *humeurs* qui se promenaient dans l'organisme ; les médicaments qui étaient réputés avoir la vertu d'expulser ces humeurs ou de les neutraliser étaient appelés *dépuratifs*. L'origine des troubles étant mieux définie et chaque groupe de phénomènes ayant été attribué à une cause distincte, il n'y a plus lieu de confondre sous une appellation unique et beaucoup trop vague, des agents qui s'adressent à des états morbides fort disparates.

Un exemple rendra mieux ma pensée.

Vous êtes goutteux, — je ne vous le souhaite pas, mais je le suppose. Vous procréez un enfant ; cet enfant aura probablement dans le premier âge des éruptions, des boutons, de l'*acné*, peut-être simplement de l'urticaire ; il est douteux qu'il ne présente aucune trace de la maladie fondamentale dont l'un de ses auteurs est atteint. Si vous eussiez vécu il y a un demi-siècle, le médecin qui eût vu ces accidents à la peau eût certainement dit : Ce sont des *humeurs*, et il eût prescrit un *dépuratif*. Aujourd'hui on vous dira : C'est de la goutte. On fera plus d'hygiène que de thérapeutique active, et si l'on prescrit quelque drogue, cette drogue, si on veut l'appeler de ce nom générique, sera un *anti-goutteux.*

Je sais bien que les théories actuellement acceptées sur la genèse de certaines maladies se rapprochent par plus d'un point de la théorie humorale.

Nous considérons aujourd'hui l'organisme comme une machine qui brûle du combustible, dégage de la chaleur et fabrique de l'acide carbonique et des cendres. Ces cendres, je me plais à le répéter dans ces causeries, doivent s'éliminer complètement par le tube digestif, par le rein et par la peau. L'insuffisance de la combustion, la rétention et l'accumulation des cendres sont des phénomènes qui jouent un rôle capital dans la genèse de beaucoup de maladies ou d'indispositions. On conçoit à la rigueur que l'on puisse donner le nom de dépuratif aux agents qui favorisent l'élimination des déchets organiques ; mais cela conduirait par la force de la logique à des conséquences saugrenues, telles que de faire figurer au premier rang des dépuratifs la bicyclette, l'équitation et le bain turc.

Si l'on veut resteindre le sens du mot et ne l'appliquer qu'aux médicaments proprement dits, aux produits renfermés dans une fiole et débités par le pharmacien du coin, il conviendra que ce dernier bouleverse sa boutique et change ses étiquettes de place. Jusqu'ici les noms *d'espèces dépuratives, sirop dépuratif, rob dépuratif*, figuraient sur des bocaux ou des topettes contenant le fumeterre, le raifort, la salsepareille, le gaïac, l'antimoine, l'iode, et ses dérivés, les sulfureux, etc, etc. ; il faudra supprimer ces étiquettes et les transférer au réceptacle des purgatifs, des diurétiques et des sudorifiques.

Je remarque en passant que cette réforme est déjà en train de se faire : j'ai devant moi le Formulaire Magistral de Bouchardat pour 1898 ; j'ai beau feuilleter la table des matières, impossible d'y trouver le mot *dépuratif* ; tous les médicaments rangés sous cette rubrique dans les éditions précédentes se sont éparpillés dans d'autres chapitres de l'ouvrage.

En résumé, les personnes qui se figurent avoir besoin d'un dépuratif ont pour la plupart besoin de prendre de l'exercice, besoin de bon air et de grand soleil, besoin d'une bonne sudation, c'est probable, d'un diurétique ou d'une purgation, peut-être.

Quelques-uns ont besoin de suivre un traitement complet et sérieux, soit par les arsenicaux, soit par les sulfureux, soit peut-être même par les mercuriaux et les iodiques.

VI

Carême.

Tenez bon, Madame, et sous aucun prétexte ne cédez à votre mari sur ce point. Le Carême est une des institutions les plus sages et les plus hygiéniques que l'Eglise ait données à l'humanité.

De tout temps, sous tous les cieux, les pasteurs des peuples ont considéré le régime animal exclusif comme nuisible à la santé, et ils l'ont ou condamné ou coupé par des périodes de jeûne réglementaires. Sans remonter jusqu'à la civilisation hindoue, qui vit fleurir un végétarisme presque exclusif, nous trouvons dans la loi mosaïque des prescriptions méticuleuses à ce sujet ; peut-être ont-elles le tort d'instituer une abstinence trop complète et trop sévère concentrée sur un petit nombre de jours ; l'intention du législateur des Hébreux, qui appert au XXIIIe chapitre du livre du Lévitique, auquel je vous renvoie, n'en est pas moins louable.

L'usage du jeûne a passé de la religion judaïque dans la religion chrétienne et s'y est implanté avec force. Plus éclairés, plus hygiénistes que Moïse.

les Conciles ont réparti le jeûne à peu près également sur toutes les semaines de l'année ; c'est peut être à l'institution du maigre vendredi que nous devons la santé qui a permis aux nations de survivre aux épreuves de toutes sortes qu'elles ont traversées depuis le Moyen-Age.

En dehors de ce jeûne relatif et régulier, une abstinence plus complète et de plus longue durée a été placée à la fin de l'hiver et constitue le Carême. On dirait, en vérité, que le christianisme a pris en pitié, en même temps que les âmes, les estomacs et les foies des humains. Après la période froide, où l'homme vit principalement de provisions faites à l'avance, d'aliments condensés sous un petit volume, après les fêtes, les longues veillées et les dîners plantureux, le jour vient où tout naturellement, sans que personne en prenne ombrage, les invitations sont suspendues, le régime des repas devient simple et frugal, l'estomac se repose et le foie se recueille. N'est-ce pas une dispensation du ciel que cet usage qui nous permet, sans froisser aucune susceptibilité, sans léser aucune convenance sociale, de ne plus prendre part à ces solennités gastronomiques dont nous gardons sans doute un souvenir charmant, mais que tôt ou tard nos viscères surmenés nous reprocheront avec aigreur ?

Pour des raisons que je n'ai pas à approfondir, les sages prescriptions de l'Eglise sont tombées en désuétude ; chaque fois que l'occasion s'en présente, nous chargeons notre machine de combustible, sans compter avec la puissance de nos organes, sans nous préoccuper de la combustion et du tirage ; il en résulte une accumulation de cendres et un état pathologique nouveau dont la forme la plus fréquente est ce qu'on appelle l'arthritisme.

Dans un organisme humain bien équilibré, les

matières nutritives sont brûlées, décomposées et finalement réduites en cendres ; si nous mangions du bois, nos cendres ressembleraient beaucoup à celles que l'on trouve dans nos cheminées ; comme nous mangeons de la viande, elles sont autres. La cendre de notre organisme est l'urée. Si la combustion est incomplète ou ralentie, si elle n'est pas poussée assez loin, il reste dans l'organisme des scories, de l'acide urique et d'autres produits, dont la présence constitue l'arthritisme.

Ces produits donnent lieu à des désordres multiples : par eux, nous souffrons de la goutte, de névralgies, d'eczémas et de diverses maladies de la peau.

Les médecins sont appelés à s'occuper de ces actes morbides, et par un juste retour des choses d'ici-bas, ils sont contraints de calquer, pour ainsi dire, leurs ordonnances sur les prescriptions de l'Eglise.

Ne croyez pas, Madame, que je soutienne un paradoxe ou que j'expose des idées saugrenues germées dans mon cerveau. Je m'appuie non seulement sur ma petite expérience, mais encore sur les travaux d'un homme dont personne ne conteste l'autorité et le sens clinique, M. le professeur Bouchard. Permettez que je vous cite ce passage de son bel ouvrage : *Maladies par Ralentissement de la Nutrition.*

« Je concède la viande à chaque homme dans la proportion de la masse de son corps... mais il appartient aux médecins de faire connaître la vérité, de montrer quel abus on fait des viandes, et quel préjudice il en résulte pour la santé. S'ils veulent des exemples de cette pathologie des carnivores, ils la trouveront chez les enfants des villes qui appartiennent aux classes aisées. Ils verront ces enfants confinés dans nos appartements étroits et gorgés de viandes, de jus, de gelées... Ils reconnaîtront que les chairs sont abondantes, que l'apparence est belle, mais que la langue est sale, l'haleine mauvaise, les selles irrégulières et fétides, les dérangements gastro-intestinaux fréquents, les affections cutanées habituelles, les migraines hâtives et que le rhumatisme, avec ses manifestations diverses, est précoce et grave. »

Dites cela, Madame, à votre mari ; s'il n'est pas touché par des arguments d'ordre plus élevé, il cèdera peut-être à des considérations d'hygiène, et s'il ne fait pas maigre par terreur de l'enfer, qu'il se mette au vert par crainte de la goutte.

VII

Les Saisons et la Peau.

Bien que la plupart des maladies de la peau soient de toutes les saisons, il en est beaucoup qui sont très-nettement influencées par les changements de température et surtout par l'arrivée de la saison froide ; de ce nombre sont l'eczéma, le psoriaris, l'acné, certaines formes d'impetigo, etc.

Pour expliquer ces recrudescences, il est indispensable que je vous dise deux mots du mécanisme par lequel se produisent beaucoup d'accidents à la peau. Ce mécanisme étant connu, on pourra instituer un traitement rationnel ; sans cela, ce n'est pas possible.

Nos bons aïeux considéraient toutes les maladies de la peau comme dues à une « âcreté du sang » ; on a énormément ri de nos bons aïeux ; on a daubé sur l'« âcreté » et on s'est fait, à ce sujet des pintes de bon sang. Finalement, après avoir énormément ri, on est revenu à leur manière de voir. Mais une fois arrivé à la même conclusion qu'eux, on s'est empressé de chercher pour la chose ancienne un mot nouveau, un mot *dix-neuvième siècle*, et il est admis aujourd'hui que les maladies de la peau sont, pour la plupart, dues à une *auto-intoxication*. J'ai hâte d'ajouter que c'est par des recherches consciencieuses et laborieuses, par des expériences méthodiques, que l'on est arrivé à déterminer la cause des affections cutanées. Mais il faut rendre cette justice à nos pères, à savoir qu'avec un flair surprenant, ils avaient deviné la cause de désordres qui n'ont été expliqués que de nos jours.

Voici, en quatre mots, la théorie des auto-intoxications.

Nous sommes une machine qui brûle, au lieu de charbon, des matières albuminoïdes, — de la viande, — du bifteck. Quand la machine marche bien, le bifteck est réduit en cendres et en fumée et ces produits sont rejetés au dehors sous forme d'urée et d'acide carbonique. Il faut pour cela que la machine réalise deux conditions : 1° Qu'elle brûle *à fond* son combustible ; 2° que les cendres s'échappent facilement.

La première condition n'est pas remplie lorsqu'on met trop de charbon dans la machine ou lorsque le tirage est insuffisant, — lorsque nous mangeons trop et prenons trop peu d'exercice.

La seconde condition n'est pas remplie lorsque fonctionne mal l'un ou l'autre des organes destinés à expulser les produits de la combustion : ces organes sont : le rein, le foie, le poumon et la peau.

L'une ou l'autre de ces causes agissant, ou toutes deux à la fois, il arrive que le sang se charge de principes détestables, — et voilà l'« âcreté du sang » de nos pères, constituée. Ces principes étant des poisons distillés par nos propres organes, on a donné à leur présence dans notre corps le nom d'*auto-intoxication*.

Notre organisme est donc un laboratoire où se confectionnent des drogues tout aussi dangereuses que la dynamite ou le picrate de potasse. Ces drogues, pour n'être pas explosives, n'en sont pas moins nuisibles, et si nous ne sautons pas d'un seul coup, nous assistons cependant de temps à autre à des *éruptions* qui prouvent bien qu'un feu sous-cutané nous mine, et qu'il faut absolument, sous peine d'être brûlés vifs, ouvrir quelque soupape de sûreté, décrasser la machine et régulariser la combustion.

Pourquoi, dans ces circonstances, la peau est-elle malade ? — Tout d'abord elle souffre parce que tout souffre ; ses maladies sautent aux yeux, tandis que celles des organes profonds sont parfois moins évidentes, voilà tout. Parfois, elle est secondée dans son rôle de souffre-douleur par un autre organe qui assume la corvée pour un temps. Combien de personnes ont pu constater l'alternance entre une bronchite, une migraine, une sciatique. un flux intestinal, etc., etc. !

Mais en dehors de cette cause générale, la peau est plus souvent atteinte que les autres organes parce qu'elle est plus exposée qu'eux aux intempéries, aux coups, aux blessures, aux malpropretés, aux infections locales. Pour ces mêmes raisons, les maladies de la peau sont particulièrement tenaces, car il est difficile de mettre cet organe dans les conditions de chaleur, d'humidité, de protection voulues, alors que les autres organes se trouvent tout naturellement dans ces conditions.

Ce que j'ai dit sur la cause des maladies de la peau m'a paru indispensable pour mettre en lumière la nécessité absolue d'instituer un traitement général lorsqu'on cherche à guérir un eczéma, un psoriasis, etc. Sans vouloir diminuer en rien l'importance extrême du traitement local, il est de toute évidence que les pommades, poudres, lotions, baumes et autres applications locales, fussent-elles souveraines, ne peuvent avoir qu'une action éphémère si l'organisme est toujours prêt à reproduire la manifestation locale, à peine celle-ci a-t-elle été vaincue.

Si donc vous êtes porteur d'un eczéma ou de quelque autre affection cutanée, que votre premier souci soit de déterminer quel trouble de la nutrition intime en est la cause ; et ce trouble lui-même, de quoi relève-t-il ? Cette investigation, vous ne pourrez la faire qu'avec le secours de votre médecin. Grâce à lui, vous découvrirez peut-être derrière toutes ces causes secondes une cause première, une maladie générale, goutte, rhumatisme ou autre, que le traitement devra viser.

VIII

Eczéma.

J'ai tâché de vous expliquer le mécanisme par lequel les résidus de la combustion, les *cendres* de l'économie s'emmagasinent dans notre sang, et j'ai dit que beaucoup de maladies de la peau avaient pour cause cet empoisonnement par soi-même, ou, pour parler notre élégant jargon, cette *auto-intoxication*.

Il me reste à dire deux mots de la prédominance des affections cutanées dans la saison froide.

En été, une bonne partie des produits nuisibles que nous fabriquons s'en va avec la sueur et soulage d'autant les organes internes, le rein en particulier. En hiver, plus de transpiration ou presque plus ; par suite, excès de travail pour le rein, qui, s'il est un tantinet vieillot, un brin malade, un tant soit peu alcoolique ou seulement un peu fatigué, ne peut suffire à la tâche. D'autre part, en été nous recevons plus de lumière, nous prenons plus d'exercice, les fruits et les légumes abondent, toutes conditions qui sont peu favorables à l'accumulation des cendres dans l'organisme.

Il résulte de tout ceci que toutes les maladies de la peau ayant pour cause originelle un *ralentissement de la nutrition*, selon l'heureuse expression de M. Bouchard, comprendront un traitement semblable dont les indications peuvent se résumer comme suit :

1° Diminuer le combustible.

2° Activer la combustion.

3° Favoriser l'élimination des déchets.

Pour remplir la première indication, on adoptera un régime pauvre en viandes, matières animales et alcool et riche en fruits et en légumes.

La deuxième indication sera remplie par l'exercice régulier avec entrainement méthodique, par les bains d'air comprimé et l'électrisation sous certaines formes. Tous les sports seront utilisés avec avantage, principalement l'équitation, la chasse, la bicyclette, le tourisme et l'alpinisme, l'escrime, le yachting, etc.

La dernière indication entraînera l'usage de l'hydrothérapie (bains turcs et russes), l'emploi de quelques médicaments (diurétiques, purgatifs et sudorifiques), enfin le massage.

Tout ceci est de l'hygiène, soit préventive, soit curative. Mais je suppose que vous soyez affecté d'un eczéma, et que le traitement susdit, institué trop tard ou incomplètement suivi, ne vous en débarrasse pas. Faut-il traiter directement l'affection locale ou faut-il la respecter ?

On a beaucoup exagéré le danger qu'il peut y avoir à faire disparaître une maladie de la peau. On s'imagine souvent que le médecin peut, grâce à certaines préparations, *faire rentrer* le mal, et qu'il doit alors se porter sur un organe profond. Il n'en est rien. Tout ce que le médecin peut faire, c'est d'écarter les causes qui entretiennent la maladie locale et de mettre la région malade dans les conditions les plus propices à l'amélioration ; la nature seule opère la guérison. Si une autre localisation du mal se produit au cours du traitement, soyez convaincu que la médication n'y est pour rien, et que, sans intervention aucune, le mal eût été tout aussi grave, sinon pire.

Les seuls cas qui exigent réflexion sont les cas très légers et peu gênants ; ici un traitement énergique (et il ne sera efficace qu'à la condition d'être énergique) risqueront de dépasser le but et d'amener une recrudescence de la maladie.

Lors donc que vous n'aurez autre chose que des démangeaisons intenses avec peau rugueuse et même légèrement écailleuse, sans rougeur vive et sans suintement, — c'est un *bobo* ; prenez-en votre parti ; évitez les bains de mer, l'air marin, le contact de la laine ; lotionnez la région avec la solution de sublimé au millième acidulée lorsque les démangeaisons sont intenses, et toujours saupoudrez de poudre de talc ; prenez des bains de son prolongés; allez, venez, ne fréquentez pas trop chez les disciples de Brillat-Savarin, mais ne prenez pas non plus pension au Restaurant de Tempérance.

Mais entre cette manifestation légère, presque négligeable, et l'eczéma grave, avec rougeur intense de la peau, vésicules qui crèvent et croûtes épaisses, il y a tous les degrés. Cette dernière forme est fréquente chez les enfants, son siège le plus commun est à la face et au cuir chevelu ; on l'appelle communément *gourmes, croûtes de lait, rasquette*, etc ; c'est tout un.

Du moment qu'il y a des croûtes, il faut les faire tomber et obtenir une surface nette ; à cet effet, on emploiera les applications humides (coton hydrophile trempé dans l'eau boriquée et recouvert de mackintosh) et les lavages répétés à l'eau tiède savonneuse.

Une fois les croûtes tombées elles laissent à nu une peau suintante, rouge et lisse. C'est le moment de combattre l'inflammation de la peau *(dermite)* par des cataplasmes *froids* de fécule de pomme de terre qui, en deux ou trois jours, atténueront sensiblement l'inflammation.

Ce n'est que lorsque ce résultat sera obtenu que l'on emploiera les pommades antiseptiques, qui n'ont d'autre but que de protéger la région avivée contre le contact de l'air et contre ses germes.

Voici trois formules : la première convient aux cas les plus légers, la dernière aux plus graves :

1°	Acide borique	5 gr.
	Vaseline	100 »
2°	Naphtol β	20 gr.
	Huile d'olive	100 »
3°	Protoïodure de mercure	1 gr.
	Vaseline	30 »

Appliquer ces pommades une fois par jour, mais avant toute application nouvelle, enlever toute trace d'ancienne pommade par des savonnages à l'eau tiède et au savon de Marseille blanc.

Dans quelques cas, dans ceux en particulier qui s'accompagnent d'un suintement considérable, on emploiera de préférence aux pommades des poudres. Voici une formule utile :

Acide salicylique	2 gr.
Acide borique	5 »
Talc	50 »

On pourra encore dans certains cas rebelles employer l'acide salicylique ou le calomel purs :

mais ces agents veulent être maniés avec circonspection.

Il me reste à dire un mot de l'eczéma *sec*, chronique et rebelle, qui siège principalement dans les cheveux et la barbe et aux aisselles. Il résistera aux moyens sus-indiqués, s'il n'est pas *secoué* au préalable et amené à l'état aigu. A cet effet, on emploiera soit des attouchements avec l'huile de cade pure, soit, encore mieux, des lotions avec la mixture suivante :

Soufre........................	30 gr.
Alcool camphré................	15 »
Glycérine.....................	10 »
Eau...........................	250 »

Dès que l'inflammation se produit, suspendre ces lotions et laver à l'eau boriquée ; recommencer en intercalant des savonnages à l'eau très chaude un jour sur deux, jusqu'à ce que l'inflammation ne survienne plus. Recouvrir alors la région d'une pommade protectrice telle que la vaseline boriquée Il faut généralement, dans ces cas, prolonger le traitement pendant un mois à six semaines pour obtenir une guérison définitive.

IX

Psoriasis.

Encore un bobo qui sait ennuyer son monde, surtout en hiver. Moins douloureux, avec des poussées moins franches que l'eczéma, il en diffère par son indolence, par l'absence de phénomènes inflammatoires et par sa ténacité; à tout prendre, le psoriasis vaut l'eczéma comme cause de gêne et d'ennuis, et s'il est vrai que les porteurs d'eczéma préféreraient avoir du psoriasis, les porteurs de psoriasis ne demanderaient pas mieux que de l'échanger contre de l'eczéma. Le pire des maux, d'ailleurs, est toujours celui dont on souffre.

Le psoriasis se présente sous la forme d'une éruption qui apparait le plus souvent autour des jointures, en *placards*, c'est-à-dire en groupes de boutons ; l'éruption se fait très lentement et il faut quelquefois un mois ou deux pour qu'elle atteigne son plein développement. Au début, les boutons sont roses, pas très saillants et entourés d'une zone d'inflammation légère. Bientôt leur sommet se dessèche, puis leur base, et se détache sous la forme d'écailles; les parties avoisinantes se dessèchent de même, et toute la région finit par être recouverte d'une multitude de squames, dont l'agglomération forme parfois des croûtes plus ou moins épaisses. Sous ces écailles et sous ces croûtes, la peau n'est *pas* ulcérée, il y a bien *dermite*, inflammation de la peau, comme dans l'eczéma, mais dermite superficielle, n'atteignant que l'épiderme, qui végète d'une manière exagérée, et au lieu de s'effriter insensiblement comme cela arrive en l'état de santé, forme des monceaux de débris agglutinés et adhérents à la peau.

Ce qui rend le traitement difficile et souvent inefficace, c'est précisément la présence de ces débris qui empêchent les agents locaux d'entrer en contact direct avec la peau malade. Il faudrait les enlever, et on s'y applique du mieux que l'on peut, mais cela est souvent difficile et toujours très long.

On peut y parvenir grâce à des bains prolongés, répétés deux fois par jour et pendant une semaine au moins, et accompagnés de savonnages répétés. Mais il est rare qu'un malade s'assujétisse à un traitement qui absorbe presque tout son temps pour une infirmité qui ne l'immobilise pas.

Les enveloppements méthodiques nocturnes sont tout aussi pratiques. On trempe dans l'eau bouillie un bon morceau de coton hydrophile dont on enveloppe la région malade ; le coton est largement recouvert de toile cirée souple et le tout est maintenu par une bande médiocrement serrée. Chaque matin on enlève le pansement, on savonne à l'eau tiède, et une fois la région bien sèche on passe une légère couche de vaseline.

Il faut continuer ces enveloppements jusqu'à ce que toutes les squames soient tombées et que la peau apparaisse sur tous les points qui étaient recouverts par des croûtes ou des pellicules. Il faut aussi que ces applications dépassent de beaucoup la portion de peau qui paraît envahie par le psoriaris. En effet, si l'on examine soigneusement la partie malade, on verra que les limites du psoriasis sont très mal définies, et que la chute de l'épiderme s'étend beaucoup plus loin qu'on ne l'avait remarqué tout d'abord. C'est donc jusqu'aux extrêmes confins du mal, et au-delà, qu'il faut porter le remède. Je crois que beaucoup d'insuccès tiennent à ce que cette manière d'opérer n'a pas été appliquée dans toute sa rigueur.

Une fois toute la région bien nettoyée de tous les débris qui la recouvraient, il ne reste plus qu'à empêcher qu'ils se reproduisent. On n'y parviendra qu'à la condition de provoquer la chute, la fusion ou la mort de tout l'épiderme resté adhérent mais encore malade, — à la condition, en un mot, de faire peau neuve.

On s'adressera, à cet effet, aux agents irritants et antiseptiques. Ils sont nombreux et veulent être employés avec discernement ; il faut connaitre à l'avance les troubles souvent éloignés qu'ils peuvent produire pour en suspendre l'emploi à temps, et pour les substituer judicieusement les uns aux autres. Il est donc impossible d'établir ici une ligne de conduite absolue, et il ressort clairement de ce que j'ai dit que le traitement doit être contrôlé chaque jour par un médecin.

Les agents les plus utiles sont : l'huile de cade dédoublée ou pure, l'essence de genévrier, l'acide pyrogallique, l'acide salicylique, le naphtol, la chrysarobine, l'acide chrysophanique, l'ichthyol, l'aristol, etc. Il va sans dire que les doses de ces agents varieront suivant les sujets, suivant l'étendue du mal, sa ténacité, son aspect, etc. Vers la fin, et lorsque la guérison est presque complète, il est utile, pour la terminer et pour la consolider, de recouvrir tous les anciens placards d'emplâtre de Vigo ; l'emplâtre reste en place un bon mois, et quand on l'enlève on est guéri pour longtemps.

Cependant il faut se rappeler que les récidives sont fréquentes. Pour les prévenir on adoptera l'hygiène que j'ai indiquée pour les maladies par *ralentissement de la nutrition*, et l'on pourra sans inconvénient aucun y ajouter le traitement arsenical.

Si vos moyens vous permettent une saison à la Bourboule, allez-y, sinon prenez la liqueur de Fowler ou de Pearson à vos repas, aux doses que vous indiquera votre médecin.

On a vanté l'emploi de l'acide phénique à l'intérieur, on en a même fait un remède *radical*. Je l'ai essayé avec persévérance et l'ai définitivement abandonné.

X

Le Hâle.

Bien loin de vous en plaindre, Madame, vous devriez vous réjouir du hâle qui a bruni vos mains et votre front. Cette coloration est un signe manifeste de santé : et vos compagnes qui ont pu braver le soleil des montagnes, la réverbération et les brises de la mer en été, sans rien perdre de la blancheur de leur teint, n'ont aucune raison de se féliciter.

Les personnes qui restent indifférentes aux causes qui produisent le hâle sont, dans l'immense majorité des cas, d'une santé très délicate, sinon malades.

Ces causes, vous les connaissez, et je ne m'y appesantirai pas. Quant au mécanisme par lequel le hâle se produit, il est des plus simples ; il résulte tout uniment d'une activité vitale plus intense des éléments qui constituent l'épiderme.

La peau peut être considérée comme formée de deux couches ; l'une, superficielle, est l'épiderme ; l'autre, plus profonde, est le derme. L'épiderme est composé d'une couche très mince de cellules, à la face profonde de laquelle sont accolées des granulations de matière colorante dont l'abondance ou la rareté constituent toutes les variétés de teint. Sous l'influence des rayons du soleil, du vent, et surtout d'une bonne santé, ces granulations se multiplient, l'épiderme s'en trouve comme tapissé, et le hâle est constitué.

L'épiderme, dont l'épaisseur varie entre un dixième et un quart de millimètre, serait vite usé par les frottements, les lavages, les influences extérieures, s'il ne se renouvelait constamment aux dépens de la couche profonde de la peau, aux dépens du derme. Aussi cette rénovation rapide de notre enveloppe me permet-elle de vous rassurer sur la durée de l'état qui vous afflige. Quand vous aurez passé deux semaines chez vous, il n'y paraîtra plus ; par les soins que je vous indiquerai tout à l'heure, vous pourrez abréger ce délai de moitié ; mais soyez convaincue que les seuls efforts de la nature suffisent parfaitement à remettre les choses en leur état primitif.

Avant d'énumérer les agents qui peuvent être utilement employés, laissez-moi vous dire qu'il est des précautions que l'on peut prendre pour prévenir un hâle trop intense. Je ne parle pas des gants et des voiles ; il va sans dire que tout abri de ce genre est éminemment efficace. Même, dans les courses de montagne, à de grandes altitudes, il est sage de s'enfariner la figure ; c'est ce que font les guides alpestres eux-mêmes, dans certains cas, pour éviter des troubles autrement sérieux que le hâle, bien que de nature analogue.

Mais j'appelle votre attention sur l'emploi de la couleur rouge dans la doublure des ailes du chapeau.

Vous savez que les photographes, pour développer leurs clichés, s'éclairent exclusivement à la lumière rouge. Cela tient à ce que le rouge est sans action chimique. Et s'il n'agit pas sur les plaques des photographes, il agit tout aussi peu sur notre organisme, aussi sensible à la lumière que les sels d'argent les plus instables, pour le moins.

C'est une action chimique qui préside à la multiplication des granules de pigment ; en vous plaçant dans un milieu de rayons rouges, vous entraverez cette action d'une manière efficace et éviterez le hâle dans une certaine mesure.

Ceci soit dit en vue de l'été prochain.

Pour le quart d'heure, si vous n'avez pas la patience d'attendre que dame Nature ait parfait son œuvre réparatrice, voici, Madame, ce que je vous conseille :

Tout d'abord, ayez sur votre toilette une boite contenant de la farine de maïs ; après avoir bien enduit vos mains de savon, vous prendrez un peu de cette farine du bout des doigts et malaxerez farine et savon dans vos mains ; puis vous frictionnerez énergiquement votre figure avec vos mains savonneuses et chargées de farine de maïs ; cette substance grenue opère un massage, un ràclage très complet de la peau et lui donne de suite une souplesse et une finesse particulières.

Vous terminerez par un rinçage à grande eau.

De plus vous appliquerez et garderez pendant la nuit une pommade composée comme suit :

Masse de Vigo .... 5 grammes.
Lanoline............. }
Huile d'olives........ } de chaque, 10 grammes.

Le matin, laver à l'eau *très* chaude et au savon

blanc et appliquer pendant la journée la pommade que voici :

Vaseline.............	20 grammes.
Kaolin...............	de chaque, 5 grammes.
Carbonate de bismuth	

Et finalement, porter son hâle comme vous portez toute chose, Madame, avec grâce et avec fierté.

XI

Les Vers du Nez.

« Tirer à quelqu'un les vers du nez », signifie : extraire délicatement et par artifices à quelqu'un ses plus secrètes pensées. C'est donc une expression figurée ; si j'ai bonne mémoire, nous appelions cela une *métaphore* quand nous étions en rhétorique ; mais aujourd'hui c'est une *catachrèse ;* car la catachrèse, sachez-le, n'est autre chose qu'une métaphore consacrée par l'usage ; et nul ne contestera que, grâce aux progrès réalisés depuis l'époque où nous étions en rhétorique, grâce au reportage et aux interviews des journalistes, la pratique qui consiste à tirer les vers du nez s'est énormément vulgarisée parmi les hommes et fait partie intégrante de nos usages.

Métaphore ou catachrèse, il est possible qu'à l'origine cette figure appartînt au langage médical.

Est-ce donc que jadis les hommes avaient dans le nez des vers que leur tiraient les médecins, et qu'aujourd'hui cette maladie ait disparu ?

Oui et non.

Nous pourrions encore, du nez de nos semblables, extraire la chose que nos prédécesseurs appelaient un ver ; mais nous avons renoncé à ce jeu, d'abord parce qu'il n'est pas tout à fait inoffensif, ensuite parce que le ver n'est pas un ver.

Vous pouvez, d'ailleurs, vous livrer vous-même à cet exercice : Placez-vous devant une glace et considérez votre nez ; en y regardant de près, je serais bien surpris si vous n'y découvriez pas des petits points noirs et ronds ; choisissez-en un ; appliquez un ongle de chaque côté et pressez avec énergie ; vous aurez le privilège de voir sourdre de votre nez un petit corps filiforme, cylindro-conique, blanc, gras, présentant une petite tête noire, ayant les apparences d'un petit ver blanc à tête noire.

C'est un *comédon.*

Sur toute la surface de notre corps, sauf à l'intérieur des mains et à la plante des pieds, c'est-à-dire dans toutes les régions où pousse du poil ou du duvet, notre peau renferme dans son épaisseur des glandes sébacées. Ces glandes sont une annexe du poil ; le plus souvent elles s'ouvrent dans le follicule pileux ; d'autres fois c'est ce follicule qui est lui-même comme appendu à la glande. Chose remarquable, les glandes sébacées les plus volumineuses sont l'apanage des poils follets les plus ténus, tandis que les crins des barbes hirsutes ont des annexes glandulaires imperceptibles.

Aussi, votre nez, qui n'est pas le siège d'une végétation luxuriante mais qui n'est complanté que d'un microscopique gazon, votre nez recèle-t-il des glandes sébacées volumineuses.

De là vient que le comédon a un siège de prédilection sur l'organe cher à Cyrano. Le comédon est en effet, un point noir de la peau constitué par une accumulation de pigment qui bouche l'orifice d'une glande sébacée ; ce n'est, en réalité, que l'extrémité apparente du bouchon qui remplit le canal excréteur. Plus profondément, la cavité est distendue par la matière qui s'y est accumulée, matière grasse qui renferme parfois un parasite appelé *demodex*, lequel, d'ailleurs, n'est pas cause du comédon puisqu'il se rencontre très souvent dans des follicules sains.

Les comédons s'observent le plus souvent sur le nez, mais aussi sur le menton — surtout chez les jeunes filles — sur le front, les oreilles, le dos et la poitrine. Lorsqu'ils sont nombreux et serrés, chacun d'eux formant saillie, la peau prend un aspect rugueux, et leur généralisation constitue une variété d'acné assez rebelle.

Le traitement logique de cette affection consiste à déboucher la glande et à l'empêcher de se reboucher. Pour atteindre le premier but on pourrait à la rigueur se faire tirer les vers du nez par un ami sûr ou même se les extraire soi-même, ce qui se fait très aisément, soit avec deux ongles, soit avec une vulgaire clef de montre. Mais il n'est pas rare de voir survenir, lorsqu'on se livre à cet exercice, une série d'abcès petits et gros ; le remède est donc pire que le mal. Il vaut infiniment mieux désobstruer le conduit en dissolvant le comédon dans une mixture appropriée, telle que un tiers de savon noir dissous dans deux tiers de bon alcool. On se barbouille la figure avec ce mélange le soir en se couchant et l'on dort d'un sommeil d'autant plus paisible que les moustiques, s'il y en a dans le voisinage, s'éloignent de votre visage avec épouvante : le matin on se débarbouille avec de l'eau extrêmement chaude. Si l'on répète ce traitement deux ou trois nuits de suite, il est rare que l'on ne ressente, en se regardant dans la glace, cette joie saine qui s'empare du cœur de l'homme quand il contemple une peau immaculée Au cas où quelque comédon récalcitrant refuserait de céder à ce traitement, une légère pression latérale, un massage délicat l'expulseront de son repaire, sans douleur et sans troubles ultérieurs.

Pour empêcher la glande de se boucher il faudrait combattre la tendance à l'accumulation de graisse dans la peau, ce qui est plus facile à dire qu'à faire, à indiquer qu'à exécuter. Il faut soigner les digestions, les fonctions gastro-intestinales, hépathiques, rénales et autres ; combattre le lymphatisme, l'anémie, l'arthritisme, etc ; toutes choses qui, directement ou indirectement, interviennent très activement dans la production du comédon et de l'acné. Et, comme il n'est pas deux personnes au monde chez lesquelles ces troubles revêtent identiquement la même forme et réclament le même traitement, je ne puis à ce sujet vous donner qu'un conseil, aussi simple que sage, et qui est de consulter votre médecin.

XII

La Saignée.

Argan, passant ses examens de médecine, n'a qu'une réponse à toutes les questions posées par le jury : *Saignare, purgare.* Et le jury approuve : *Benè, benè respondere.*

Dans cette charmante boutade macaronique, la Cérémonie du « Malade Imaginaire », Molière ne charge que fort peu. De son temps, purger et saigner, saigner et purger, c'était presque toute la thérapeutique. Bien des médecins d'hôpitaux avaient établi comme règle que tout malade admis dans leurs salles serait d'abord saigné et purgé par les gens de service ; cela fait, le médecin s'occupait de découvrir la maladie dont le patient était atteint et d'instituer le traitement, ce qui consistait le plus souvent à fixer le nombre des saignées à faire et des purges à prendre jusqu'à nouvel avis.

Deux agents héroïques, la saignée et la purge, ne pouvaient vivre côte à côte en bonne intelligence, cela se conçoit ; ces deux puissances rivales se disputèrent longtemps le règne de la thérapeutique, mais finalement, la saignée finit par triompher ; on ignore le nombre des malades qui succombèrent dans la lutte ; toujours est-il qu'à la fin du siècle dernier et au commencement de celui-ci, la purge tomba dans l'ombre — si j'ose m'exprimer ainsi. A cette époque, Broussais avait dûment et hautement établi que toutes les maladies dérivaient de l'inflammation, et on pensait ne pouvoir mieux combattre l'inflammation que par l'ouverture de la veine ou phlébotomie.

Par malheur, le grand échafaudage doctrinal de Broussais était vermoulu ; il s'écroula. La saignée disparut ; l'inflammation resta, — non pas telle que Broussais la concevait, cause de tous les maux, mais accident au cours d'une foule de maladies.

Pendant plus d'un demi-siècle, la saignée fut abandonnée aux vétérinaires, et tenue en haut lieu pour une pratique digne des temps barbares. Quelques bons praticiens ruraux persistaient à soutenir que la saignée avait parfois du bon ; on leur répondait à peine par un sourire.

Mais voici qu'un beau matin, en étudiant certains empoisonnements, on s'aperçut que les animaux succombaient lorsque leur sang charriait une quantité déterminée de poison par kilogramme de poids de leur corps ; on s'aperçut d'autre part que lorsque ce degré de saturation était atteint, lorsque par conséquent l'animal était condamné, on pouvait le sauver par une saignée qui, en lui soustrayant du poison en même temps que du sang, rendait non mortelle la dose de toxique qui continuait à circuler dans l'économie.

C'est à M. le professeur Bouchard que revient l'honneur d'avoir établi nettement ces faits et d'avoir réhabilité la saignée ; ayant constaté son utilité très réelle dans les intoxications, il se garda de l'erreur dans laquelle on était tombé jusqu'à lui, et se contenta de démontrer l'efficacité de ce moyen dans tous les cas qui peuvent être assimilés à un empoisonnement.

A dire vrai, ces cas sont assez nombreux ; toute maladie aiguë s'accompagne de fermentations anormales, de secrétions viciées, et les produits de ces réactions organiques ont beaucoup de ressemblance avec les poisons végétaux ou minéraux ; qu'ils soient procréés dans le tube digestif, dans le foie, dans les masses musculaires, peu nous importe ; quelle que soit leur origine, ils ne tardent pas à passer dans le sang qui les charrie dans tout l'organisme ; le système nerveux, désagréablement impressionné par leur contact, réagit avec énergie par des tremblements, des convulsions, du délire ; ou bien, stupéfait par l'audace de cet étranger qui envahit son territoire, il demeure immobile, paralysé.

L'objectif du médecin dans ces cas doit être d'expulser l'ennemi ; mais il se peut que toute issue lui soit fermée, que le rein ne fonctionne pas, que la peau transpire mal, que l'intestin lui-même soit paresseux, ou que ces organes affaiblis ou malades, soient impuissants à lutter, par une élimination rapide, contre le péril imminent.

Saigner le malade, dans ces cas, est œuvre sage et souvent salutaire, d'autant plus que la saignée agit avec une rapidité beaucoup plus grande que tout autre moyen spoliateur ; Bouchard a démontré qu'une once de sang, chez un urémique, enlève plus de matières nuisibles que 280 grammes de liquide diarrhéique ou que 100 litres de sueur.

La saignée est donc un moyen héroïque ; elle a déjà sauvé une foule de malades qui auraient infailliblement succombé à l'époque peu lointaine où l'on n'osait pas recourir à la ponction d'une veine ; dans les maladies aiguës des reins, dans plusieurs formes de maladies de cœur, dans l'érysipèle, même dans certaines pneumonies infectieuses, une saignée opportune peut sauver le malade.

Ce que j'en dis n'est pas pour vous induire à vous faire saigner *quand même* dans telle ou telle maladie. Je n'ai d'autre objet que de vous mettre en garde contre l'erreur qui consiste à regarder la saignée comme un moyen barbare, digne d'un autre âge. Ses indications sont aujourd'hui nettement posées. Le jour où votre médecin les constatera, que la vue de sa lancette ne vous trouble pas : il sait ce qu'il fait.

XIII

Obésité.

Je ne connais pas mal d'obèses et j'ai pour eux de la sympathie, car ce sont d'aimables gens.

L'obèse est, en général, d'un naturel affable et souriant ; son esprit — il en a souvent — est fin et enjoué, sans causticité ni amertume : X. de Maïstre, P.-L. Courier, Sainte-Beuve, Ch. Monselet, Edmond About, jouissaient d'un remarquable embonpoint ; celui d'Ernest Renan dépassait les limites permises. Quel abime entre l'esprit de ces écrivains et la verve mordante de Voltaire, de Louis Veuillot, d'Henri Rochefort !

Mais laissons-là l'esprit des obèses, vaste sujet que je voudrais voir traiter par de plus compétents que moi. Occupons-nous un instant de leur physiologie et de leur pathologie.

Notre machine animale fonctionne d'une manière continue, la vie durant ; les combustions et les échanges se ralentissent pendant le sommeil, mais ne s'arrêtent jamais ; le jeu du cœur et des muscles respiratoires exige un foyer toujours actif. Cependant, nous ne mettons pas constamment du charbon dans la machine ; des repas espacés de six ou sept heures suffisent à fournir un travail continu ; il doit donc y avoir dans l'organisme des dépôts de combustible. Une de ces réserves est le sucre du foie et des muscles ; l'autre est la graisse, que nous autres médecins, qui ne parlons pas comme tout le monde, appelons tissu adipeux.

Certes ces dépôts, ces réserves que nous portons en nous peuvent et doivent nous alourdir ; mais, d'autre part, elles sont indispensables à toute personne qui doit soutenir un labeur continu. Le coureur, l'athlète, qui, par un entraînement méthodique est arrivé à supprimer cette réserve, est assurément plus alerte, et capable de produire dans un temps très court un effort considérable avec une fatigue presque nulle ; mais il suffit que l'effort se prolonge au-delà d'une certaine limite pour qu'il tombe exténué, parfois même foudroyé.

Un bel homme, un homme bien proportionné, normal, — comme vous et moi, — porte de deux à trois kilogrammes de graisse, disposée sous la peau en une couche continue, qui porte le nom élégant, quoique médical, de « pannicule adipeux sous-cutané » ; les dames, — les belles dames surtout — en portent davantage ; quelques-unes vont jusqu'à... mais ceci rentre dans le secret professionnel ; soyons discret. C'est ce capitonnage naturel qui rend leurs attaches plus élégantes, leurs angles plus arrondis, leurs lignes infiniment plus agréables à l'œil que les nôtres.

D'où vient cette graisse ? Ce serait une grande erreur de croire qu'elle provienne uniquement de l'alimentation. L'Esquimau et le Lapon, qui se nourrissent presque exclusivement de graisse, ne sont pas maigres assurément, mais l'obésité est très rare chez eux. Quand la graisse se met à envahir un organisme, cela tient à ce que la destruction ou désassimilation du muscle lui-même se fait d'une manière incomplète et anormale ; au lieu de fabriquer des acides volatils qui se décomposent au fur et à mesure de leur production, le muscle qui travaille donne naissance à un composé moins oxygéné moins *brûlé*, qui est la graisse. Ainsi de la fibrine pure, ne contenant pas trace de graisse, et enfermée dans le péritoine, s'y transforme lentement en une masse graisseuse ; parce que, dans ces conditions, son activité vitale et nutritive est réduite au minimum.

Mais puisque la graisse brûle avec facilité, il semble de prime abord que ce combustible devrait être rapidement consommé par le travail de l'organisme et disparaître avec autant de facilité qu'il en a trouvé à s'accumuler. Il n'en est pas toujours ainsi.

Lorsque la réserve est normale ou faiblement exagérée, lorsque le muscle — c'est-à-dire la machine — a conservé son intégrité, un peu de tirage forcé, un peu de surmenage physique a vite consommé la réserve.

Mais remarquez, ainsi que je vous l'ai dit, que la majeure partie de la graisse des obèses a été produite aux dépens de leurs muscles : ces muscles donc sont affaiblis, réduits de volume, dès que l'obésité est tant soit peu accentuée ; leur pouvoir d'assimilation et de désassimilation est faible et dévié de la normale ; si vous leur demandez un excès de travail sans les y préparer avec soin, ils ne feront que de très mauvaise besogne, et bien loin de brûler les scories accumulées, ils en produiront une nouvelle provision.

Pour atteindre le but proposé, il faut donc avoir

recours à des moyens détournés au nombre desquels je citerai en première ligne le massage, qui, bien et régulièrement pratiqué, ouvrira la porte, pour ainsi dire, aux agents plus actifs. La gymnastique de chambre, modérée, raisonnée, viendra ensuite ; les exercices athlétiques ne viendront qu'en troisième ligne, pour accentuer et consolider les résultats obtenus par les deux premiers agents.

L'élévation de la température animale est sans contredit favorable aux métamorphoses chimiques que doit subir la graisse pour s'éliminer. Pour l'obtenir on pourra — mais dans certains cas précis seulement — utiliser avec avantage les bains de vapeur ou d'air sec.

Enfin, toujours pour activer cette élimination, on aura recours aux eaux minérales qui peuvent à la fois activer les fonctions du foie et entraver la production des graisses ; de ce nombre sont les eaux de Brides, de Châtel-Guyon, Kissingen, Marienbad, etc.

Quant au régime, il varie essentiellement selon que l'obèse pèche par excès de production ou par défaut d'élimination de graisses. On peut reconnaître par l'analyse des urines à laquelle de ces deux variétés on a affaire, mais vous ne me demanderez pas, j'espère, d'entrer dans de plus amples détails à ce sujet. Notez cependant que sans cette analyse, répétée et soigneusement interprétée, il est impossible d'instituer un traitement judicieux et efficace de l'obésité.

Si pour vous, obèse mon ami, l'on n'a jamais eu recours à cette investigation, ouvrez votre âme à l'espérance ; il se peut qu'elle révèle la voie où doit s'engager la thérapeutique pour être efficace.

Si la diète sévère, les exercices violents, les bains et les purgatifs se sont montrés impuissants, nuisibles même pour vous, cela tient peut-être à ce que vous avez besoin tout d'abord de refaire pièce par pièce votre machine musculaire ; quand elle sera réparée, mais alors seulement, vous serez capable de brûler la réserve de combustible que vous avez laissé s'accumuler.

Si tel est votre cas, il n'est pas désespéré. C'est une fiche de consolation.

— Elle est maigre, dites-vous ?

— Raison de plus pour vous plaire.

XIV

Les Saisonniers.

Croyez-vous aux influences astrales? La question n'est nullement oiseuse. Je connais quelqu'un qui croit aux propos tenus par les tables tournantes, et je connais une autre personne — fort cultivée n'en doutez pas — qui craint la lune et se munit d'une ombrelle pour se promener la nuit lorsque notre satellite est dans son plein.

Au fait, pourquoi la lune ne darderait-elle pas sur nous les rayons-Y ou des rayons-Z, qu'un Rœntgen de l'avenir révèlera peut-être ?

Il est vrai que jusqu'ici aucune observation précise et sérieuse n'a confirmé ces vues. Jusqu'à plus ample informé, contentons-nous d'admettre que le rôle joué par la lune dans la genèse des maladies, est plus que douteux.

En est il de même des saisons ?

Une foule de gens attachent une grande importance à l'influence des saisons sur la marche des maladies chroniques ; l'automne est particulièrement considéré comme une saison dangereuse pour les malades ; il semble indiscutable pour une grande partie du public que la vie des hommes s'arrête à cette époque, comme la vie des plantes.

> Et dans chaque feuille qui tombe
> Il voit un présage de mort.

Il ne faut pas, en présence de ces opinions, se trop hâter de hausser les épaules. Je veux bien accorder que les maladies saisonnières occupaient une place trop large dans la nomenclature des anciens ouvrages de médecine ; mais de ce que nos pères s'étaient hâtés de généraliser, il ne s'ensuit pas que leurs conceptions fussent dépourvues de tout fondement.

Dans une leçon clinique faite récemment à l'hôpital Saint-Louis de Paris, un des maîtres de la dermatologie, M. du Castel, affirme que si, pour les maladies des viscères, l'influence saisonnière est obscure, discutée et discutable, il n'en est pas de même pour les affections de la peau, et notamment pour les dermatoses chroniques ; l'influence des saisons est patente, connue, nettement établie pour un certain nombre d'entre elles.

Or, notez que sur cent maladies de la peau courantes, il en est au moins quatre-vingts qui sont dépendantes d'une maladie générale ou d'une constitution vicieuse ; il est rare que dans ces cas la recrudescence ou l'atténuation de la manifestation cutanée ne coïncide pas avec une modification correspondante de la santé générale.

Le rôle du changement de saison est, dans certains cas, très facile à comprendre. Pour ce groupe d'éruptions, par exemple, que l'on qualifie de *sudorales*, et qui sont dues à l'irritation du tégument ou à sa macération dans la sueur, on conçoit aisément que l'élévation de la température développe ces accidents. Inversement, certains érythèmes, et en particulier les engelures, semblent dus aux stases sanguines que le froid occasionne chez les sujets lymphatiques, à circulation imparfaite, à extrémités toujours plus ou moins congestionnées ; le froid, en augmentant ces stases sanguines périphériques, provoque l'apparition de l'affection aux doigts, aux oreilles, sur le nez et sur les joues, régions où la circulation est naturellement moins active.

Il est beaucoup plus difficile de comprendre les cas dans lesquels la maladie se montre bisaisonnière, s'éveillant tous les ans au printemps et à l'automne, ne durant que quelques semaines et disparaissant au fort de l'été ou au fort de l'hiver, alors que la chaleur est très vive ou que le froid atteint son maximum, alors que l'action nocive de l'une ou de l'autre cause provocatrice semblerait devoir arriver à son maximum.

Par quel mécanisme ces agents perdent-ils leur pouvoir ? Les médecins en sont réduits à prononcer les mots d'accoutumance, d'adaptation, qui constatent le fait plus qu'ils ne l'expliquent ; on admet sans peine que le système nerveux est influencé, mais on se demande encore pourquoi il ne l'est que d'une façon passagère.

Serait-ce que les microbes se réveillent aux équinoxes, soit avec les premières chaleurs, soit aux premières atteintes du froid ? Je ne m'y oppose nullement, mais il est des affections très saisonnières et nullement parasitaires, même parmi les maladies de la peau : le prurigo, par exemple, qui paraît bien relever de troubles de l'estomac ou de ses annexes.

En résumé, vous le voyez, cette question de l'influence des saisons sur la santé est encore très mal élucidée. Mais c'est déjà quelque chose de reconnaître qu'elle existe et de ne pas voir « les princes de la science » hausser les épaules lorsque l'on en touche un mot.

Pratiquement, et jusqu'à plus ample informé, tenez pour très utile, aux approches de la saison froide, d'entretenir la circulation périphérique que l'été rend si active. Usez largement, à cet effet, des frictions sèches, des bains chauds, au besoin des bains turcs ou étuves sèches ; ne passez pas brusquement et sans transition, des loisirs de l'été aux travaux de l'hiver, surtout des couchers précoces aux longues soirées et aux veilles tardives. Que ces excès, rendus malheureusement inévitables, fassent pour vous l'objet d'un entraînement progressif.

XV

Rhume de cerveau

Je voudrais passer en revue, au courant de la plume, quelques-unes des affections saisonnières les plus fréquentes au cours de l'automne et de l'hiver et en indiquer autant que possible la nature et le traitement.

A tout seigneur, tout honneur !

Le coryza, ou rhume de cerveau, est à l'ordre du jour de ces saisons.

Grâce aux changements brusques de température, au passage du soleil à l'ombre ou réciproquement, presque tous les nez sont pris. Un éternûment confirmatif, un troisième... et vous voilà fixés. Vous en avez pour un mois si vous ne faites rien, pour 31 jours, dit-on, si vous vous soignez.

Je crois que l'on exagère. J'irai plus loin : je crois le coryza — ou rhume de cerveau — curable, pourvu qu'on l'attaque de bonne heure et je vous dirai comment. Mais tout d'abord laissez-moi vous mettre en garde contre une cause souvent ignorée qui rend l'apparition du coryza très facile, presque fatale. Je veux parler des vices de conformation du nez.

Loin de moi la pensée de vouloir outrager cette partie si importante de votre individu, cher lecteur ; mais laissez-moi vous dire que le nez le mieux moulé, le plus auguste, le plus apollinien en apparence, peut être atteint d'une malformation cachée, que l'on ne soupçonne pas et que l'on ne découvre qu'en la cherchant.

Bouchez l'une de vos narines et soufflez par l'autre. Fort bien. Répétez cette petite manœuvre de l'autre côté. C'est cela. L'air passe avec autant de facilité d'un côté que de l'autre : votre nez est parfait. Mais non, voici que du côté gauche vous éprouvez une certaine résistance ; le souffle est moins libre ; il y a un obstacle ; chez quelques-uns mêmes, le canal est complètement bouché. Il y a beaucoup à parier que dans ce cas nous avons à faire à une affection très fréquente : la déviation de la cloison.

Chez beaucoup de personnes, la cloison médiane du nez, au lieu d'être plane et verticale est gondolée par suite d'une irrégularité de croissance : cette courbure peut aller jusqu'à boucher complètement une des fosses nasales et l'on ne respire alors que d'un seul côté. Mais sans atteindre ce degré, le calibre du conduit peut se trouver assez rétréci pour que les sécrétions naturelles ne trouvent plus une issue facile ; leur séjour provoque un état d'irritation constant de la muqueuse, et rien ne prédispose au rhume aigu comme cet état.

Il y a remède à ce vice de conformation qui mérite d'être traité. On fait sauter un fragment d'os avec un emporte-pièce spécial et tout est dit. Le procédé est appliqué sans douleur : je ne dis pas qu'il soit subi de même, mais presque.

Quoi qu'il en soit, sachez que si vos deux narines ne fonctionnent pas de même et librement, vous n'avez pas lieu d'être surpris chaque fois que vous attrapez un rhume.

On s'enrhume cependant avec un nez parfait, tant au point de vue anatomique qu'au point de vue esthétique, et il faut convenir que le nez enrhumé est dépourvu de charme, fût-il modelé sur un chef-d'œuvre de l'art.

Je vous ai parlé de l'éternûment prémonitoire ; c'est à cet avertissement qu'il faut obtempérer si l'on veut se soigner avec quelques chances de succès : remettre la chose au lendemain, c'est réduire les chances de la guérison du cinquante pour cent au moins.

Lors donc que vous vous sentirez pris par le nez, précipitez-vous chez un pharmacien quelconque et faites-vous délivrer 40 grammes d'acide borique. Rentrez chez vous ; mettez les 40 grammes d'acide borique dans une bouteille de litre bien propre ; ajoutez-y une bonne cuiller à café de sel de cuisine et remplissez la bouteille d'eau bouillante ou tout au moins d'eau chaude ayant bouilli. Agitez, pour bien dissoudre. Voilà le spécifique, grâce auquel vous pourrez terrasser le rhume de cerveau. Il ne reste plus qu'à vous en servir.

Pour cela, vous vous placez au-dessus d'une cuvette, vous remplissez un verre à moitié de ce liquide, et, l'approchant de votre nez et non de vos lèvres, vous le humez et le rejettez. Il faut que vous ayez dans la gorge le goût douceâtre de l'acide borique. Répétez trois ou quatre fois ce manège. Répétez toute l'opération au moins trois fois le premier jour, puis moins fréquemment, jusqu'à guérison complète, en faisant tiédir le liquide chaque fois. Mais si vous vous y êtes pris à temps, le rhume doit avorter ; en 24 heures vous devez être débarrassé de tout soupçon de coryza.

Est-ce à dire que le remède soit infaillible ? Pas plus que trente-six drogues auxquelles nous avons confiance. Je crois pourtant que lorsqu'il échoue, c'est qu'il a été mal pris ou trop tard. Du reste on peut éprouver son efficacité à n'importe quel moment du coryza : il procure toujours un soulagement marqué, et, souvent, il hâte la guérison.

Sur ce, laissez-moi vous dire que ce qui est préférable à tous les remèdes, c'est de ne pas s'enrhumer.

C'est la grâce que je vous souhaite... etc.

XVI

Vésicatoire et Vésication.

Plus un remède est inefficace, plus il a besoin de réclame.

Ceci est une vérité dont on devrait se souvenir chaque fois que l'on relit à la quatrième page des journaux l'annonce des pastilles, pilules ou sirops merveilleux, guérissant rhumes, bronchites, douleurs d'estomac, dartres, humeurs, etc., tous les maux enfin dont souffre notre humanité.

C'est surtout aux rhumes et bronchites que s'attaquent les exhibitionnistes des panacées miraculeuses; ces affections, en effet, aboutissant à la guérison dans leur marche normale, on conçoit sans peine qu'un marchand de pilules ou de pastilles amasse une fortune considérable en débitant un remède anodin auquel on attribuera tout le mérite de la guérison, alors que celle-ci ne résulte, en réalité, que de l'évolution naturelle de la maladie. Il se fait ainsi l'avocat d'une cause gagnée d'avance.

Le médecin est bien obligé de tenir compte de

ces faits ; chaque fois qu'il soigne un rhume, il est contraint, après avoir donné les conseils d'hygiène réellement utiles, de prescrire le remède superflu : s'il ne le faisait pas, il passerait pour le dernier des ânes.

« Il ne connait pas de remède contre le rhume ! penserait le malade. Et pourtant, j'en ai trouvé six à la quatrième page du *Petit Provincial.* »

Dans le doute, le patient est disposé à les prendre... tous les six. Mais le médecin, assagi par l'expérience, fait la part du feu... et du préjugé, et ne le quitte pas sans lui laisser la prescription sacramentelle et la fiole consolatrice. Aussi, ce qu'il passe chaque hiver de juleps, de sirops, de pastilles, de loochs, de pâtes pectorales dans l'œsophage des bronchiteux, est absolument incalculable.

Il est un agent, toutefois, que pour ma part je leur ai épargné ; c'est le vésicatoire, mon ennemi intime, dont je veux vous dire deux mots afin de vous faire partager, si faire se peut, l'aversion qu'il m'inspire.

Vous connaissez cet emplâtre noir, gluant et puant; vous en avez constaté les effets sur la peau de vos semblables; il est même probable que ce fléau ne vous a pas été épargné et que votre épiderme délicat, Madame, garde les traces longtemps indélébiles du contact de *l'épithème rubéfiant* (c'est là un des noms que lui donnent les apothicaires en leur jargon.)

Peu de drogues ont joui et jouissent d'une vogue aussi grande que le vésicatoire: le public a confiance en lui, et les purgatifs eux mêmes, qui sont pourtant bien sympathiques, n'occupent, à dire vrai, que la seconde place dans son estime.

Cela tient, je crois, à ce que les effets immédiats du vésicatoire sont visibles, patents, indiscutables.

Vous collez l'emplâtre sur le dos du malade, sur sa poitrine ou sur son flanc ; il passe une nuit abominable ; mais le lendemain, en soulevant l'éphithème vous trouvez une *belle* cloche, une *belle* plaie, bien suintante, bien envenimée, digne en un mot de l'agent qui l'a produite.

Cet agent — ce coupable serait plus exact — n'est autre que la cantharide.

La cantharide est un bel insecte vert-doré qui appartient à la famille des coléoptères. Il est intéressant à plus d'un titre, et si je ne craignais de vous effaroucher, Madame, je vous citerais un trait de son histoire qui montre quels sacrifices immenses certains animaux savent s'imposer dans le but de propager l'espèce. Mais le moyen de dire cela ?... Qu'il me suffise de vous apprendre que dame cantharide, jalouse jusqu'à l'excès des faveurs de son époux, exige de lui, aussitôt le mariage consommé, le sacrifice de sa virilité. Il en coûte à l'époux la vie, ni plus ni moins ; si bien que dans ce monde là il n'existe pas de mari trompé et que la population est exclusivement composée de vierges. Car pour être juste et rendre à dame cantharide l'hommage que mérite une vertu capable d'inspirer de pareils sacrifices, je dois ajouter qu'elle-même ne survit pas à la perte d'un époux si plein d'abnégation. Le mariage et le divorce, ces grandes secousses morales, la laissent dans un marasme profond, et elle ne tarde pas à suivre son époux dans le trépas ; elle creuse elle-même son tombeau dans la terre, s'y enfonce, s'y ensevelit, et après avoir pondu ses œufs dans un sommeil préagonique, exhale son dernier soupir.

Qui prendra soin des œufs ? Dame nature s'en charge pour un temps, et les larves viennent à terme pour peu que l'hiver ne soit pas des plus rigoureux. Mais à peine les larves ont-elles brisé leur enveloppe, on remarque chez ces vermisseaux une habileté et un flair vraiment extraordinaires : très friands de miel, sûrs de n'en pas trouver sous terre, ils sortent du sol et s'élèvent sur les arbres en fleurs ; une abeille vient-elle butiner, le ver cantharidien bondit prestement sur l'abeille qui cherche en vain à se débarrasser de lui ; de guerre lasse, la mouche à miel regagne sa ruche ; là le ver débarque, se gorge de miel à loisir, s'installe en effronté commensal à la table de l'abeille diligente, bâtit sa maison particulière dans la maison commune, en un mot, végète et prospère aux dépens de la république ailée. Et quand la mouche cantharide, insecte complet, sortira du cocon, elle passera la porte de la ruche sans adresser une parole de remercîment pour l'hospitalité reçue, sans un geste, sans un coup de chapeau, sans un mot.

Elle prend alors son vol et se met en quête d'un frêne ou d'un lilas ; on la trouve et on la récolte en masse sur ces arbres en plein été ; le matin, avant le lever du soleil, pendant que l'insecte est encore engourdi par la fraîcheur de la nuit, les chercheurs de cantharides étendent des draps sous les frênes et secouent l'arbre d'où les insectes tombent comme des prunes bien mûres.

Immédiatement on leur fait prendre un bain de vinaigre bouillant, après quoi on les sèche à l'étuve et on les enferme dans ces bocaux qui font l'ornement de toute pharmacie.

Lorsqu'il veut faire de la pâte à vésicatoires, le pharmacien prend une marmite et fabrique une soupe où il entre 100 gr. de résine élémi, 40 gr. d'huile d'olives, 300 gr. d'onguent basilicum et 400 de cire jaune pour 120 de cantharides pulvérisées. Quand ces ingrédients ont bien cuit, il ne reste plus.

pour faire un vésicatoire, qu'à étendre la masse emplastique sur du sparadrap.

Avant d'aller plus loin, laissez-moi vous dire que tous les emplâtres vésicants, quels que soient leurs noms (papier Fumouze, emplâtre d'Albespeyres, de Bertrand, de Marchand, mouches de Milan, papier épispastique, etc.), sont à base de cantharides et ne diffèrent que par l'étiquette du premier vésicatoire venu.

Quel que soit celui que vous employiez, vous obtiendrez les mêmes effets locaux et généraux.

Les effets locaux vous sont connus, et je ne décrirai ni la cloche, ni la sérosité irritante qui suinte, ni la rougeur intense, ni les éruptions voisines, ni les taches pultacées, ni aucun des accidents locaux très fréquents et très graves qui peuvent être produits par un vésicatoire. Je ne veux parler que des accidents généraux.

Si jamais on vous a collé un vésicatoire dans le dos, un soir, veuillez vous rappeler de quel genre a été la nuit suivante. La cuisson locale n'était rien auprès de l'éréthisme nerveux, de l'agitation qui vous mettait aux champs ; il semble que du vitriol coule dans les veines du malheureux patient. A dire vrai, c'est pis que du vitriol, c'est de la cantharidine qui est charriée par son sang. Ce principe actif du vésicatoire est absorbé par le derme dénudé ; il passe dans le sang et va porter son action irritante sur les organes les plus éloignés et les plus profonds ; le système nerveux dans son ensemble est irrité par sa présence, d'où insomnie et agitation ; le cœur s'agite comme secoué par la fièvre ; le tube digestif réagit souvent par des troubles divers ; mais de tous les organes, celui qui souffre le plus est sans contredit le rein. Pressé de se débarrasser de cette substance étrangère, gênante, toxique, notre organisme la pousse vers la porte de sortie, qui est le rein ; mais son passage s'effectue rarement sans amener du désordre. L'action irritante de la cantharidine sur le rein se manifeste par des douleurs dans les lombes, par de l'ardeur vésicale, par des émissions de liquide foncé, chargé, quelquefois sanguinolent et même sanglant.

Heureux encore sont les malades quand les choses en restent là ; mais il n'est pas rare d'observer à la suite de l'usage du vésicatoire la présence d'albumine dans les urines, ce qui est l'indice d'un trouble profond, d'une véritable désagrégation du rein. Au déclin des maladies infectieuses, de la scarlatine, de la rougeole, de la variole, de la fièvre typhoïde, lorsque le rein est déjà fatigué, une simple mouche de Milan peut amener une inflammation aigüe du rein, une néphrite comme nous disons, ce qui constitue une affection des plus graves.

Je sais bien qu'il existe des artifices grâce auxquels on prétend prévenir ou pallier l'action nocive de la cantharidine sur les viscères. Croyez-moi, ces artifices ne procurent aucune sécurité. Le vésicatoire recouvert d'un papier huilé n'aurait aucune action si la cantharidine ne le traversait pas ; le vésicatoire camphré n'est pas moins nuisible que le vésicatoire simple, car l'action sédative du camphre, substance d'ailleurs mal soluble, est plus que problématique.

Cela étant, si le vésicatoire est aussi pernicieux que je le dis, d'où vient sa vogue ? Je vous le dirai, Madame, et, après en avoir dit tant de mal, je ferai comme les avocats, je mettrai en lumière tous les bons côtés de l'inculpé. Ce ne sera pas long.

Je me suis efforcé de démontrer les inconvénients et les dangers inhérents à l'emploi du classique vésicatoire. Je ne me berce pas du fol espoir de convertir tous mes lecteurs. Ce serait trop beau. Il me suffit d'avoir attiré leur attention sur les dangers que présente l'usage de la cantharide, l'expérience fera le reste.

Beaucoup de personnes, je dois le dire, me paraissent établir une confusion entre la vésication cantharidienne et la vésication ou dérivation en général. Si je tiens la première pour dangereuse, j'estime, au contraire, que la seconde a son utilité, et qu'en la rejetant, on se priverait d'un des moyens d'action les plus efficaces de la thérapeuthique.

Chaque fois qu'un organe profond est atteint par une inflammation aiguë ou chronique, on peut espérer réduire cette inflammation, éteindre ce foyer dans une certaine mesure, en provoquant sur la peau voisine une inflammation artificielle. C'est ce qu'on appelle la médication substitutive, consacrée par un aphorisme célèbre de notre bisaïeul Hippocrate, et corroborée par une expérience vingt fois séculaire.

Voici l'aphorisme :

« De deux maux qui apparaissent en même temps sur des points différents, le plus violent obscurcit l'autre. »

Je ne m'attarderai pas à discuter le dire du Père de la Médecine ; ce serait un peu long. Dans le monde entier, on estime Hippocrate ; mais il est un endroit où on le révère, c'est à Montpellier. Ce culte allait, il y a quelques siècles, jusqu'à exiger des professeurs qu'ils ne parlassent de lui qu'en grec. On conserve à la Faculté de Médecine de Montpellier et l'on montre, non sans fierté, un registre d'émargements où maître François Rabelais atteste par écrit avoir reçu un certain nombre de livres et sols, pour leçons faites *en grec* sur un livre d'Hippocrate, — *quod græcè exposuit*. Or, c'est à Montpellier que les maîtres m'ont appris à honnir le vésicatoire cantharidé, tout en pratiquant largement, ceci soit dit pour établir que je n'invente rien de nouveau, la médication substitutive.

Rien n'est plus utile dans beaucoup de cas et rien n'est plus facile dans *tous* les cas, que de produire une irritation vive de la peau, irritation qui peut être poussée jusqu'à la vésication, c'est-à-dire jusqu'à la formation de vésicules.

La matière médicale possède de nombreux agents vésicants tirés, les uns du règne inorganique, les autres du règne végétal, sans que l'on ait besoin de mettre à contribution le règne animal. Parmi les premiers, je citerai le calorique, l'ammoniaque, le nitrate d'argent, le chloral, l'iode. Parmi les seconds, le garou ou daphné mezereum, la clématite, le croton-tiglium, la moutarde, le thapsia, etc.

Tous ces agents, qui s'emploient de manières fort diverses, en nature, en solutions, en mélanges huileux, en pommades, en emplâtres, en papiers, se trouvent dans toutes les pharmacies, comme les pastilles Géraudel. Elles s'y trouvent bien, à ce qu'il parait, car elles y restent et n'en sortent que sur prescription médicale ; les emplâtres de cantharide, au contraire. lancés à grand renfort de prospectus et de réclames, sont connus du public ; il les appelle par leur nom : Je voudrais un papier Chose... Donnez-moi un emplâtre Machin. Et l'insidieux coléoptère sort du bocal pharmaceutique et s'en va ronger les reins d'une innocente victime.

Laissez donc, ô malade bénévole, le loisir au médecin de prescrire tel agent substitutif qu'il juge opportun et que votre zèle ne devance pas son intervention, de crainte d'être intempestif. Laissez-lui le choix du moment. et le choix de l'agent. Et s'il adopte le premier des agents que j'ai nommés, le calorique, s'il vous parle d'appliquer des pointes de feu, ne poussez pas des cris stridents.

Tous les médecins possèdent un petit appareil, joli, joli, qu'on appelle le thermocautère de Paquelin. Une aiguille creuse en platine est montée sur un manche également creux auquel aboutit un tube de caoutchouc. Par ce tube on insuffle dans l'aiguille des vapeurs d'essence de pétrole, et sous ce jet, l'aiguille que l'on a fait rougir reste incandescente indéfiniment. On peut en quinze secondes placer avec cet appareil cinquante ou soixante pointes de feu, qui ne font pas plus de mal qu'une petite piqûre d'aiguille. Par ce moyen, on obtient une vive inflammation du derme, autrement efficace que celle du vésicatoire, et de plus, propre, graduable, et que l'on peut renouveler indéfiniment.

Je soutiens, pour l'avoir expérimenté sur mon propre tégument cutané, que l'application de soixante pointes de feu est infiniment moins douloureuse qu'un seul petit vésicatoire. Le mot seul fait peur, la chose même n'est rien, et tous ceux qui en ont tâté en redemandent.

XVII

Engelures.

Après le rhume de cerveau, il n'est pas d'affection qui soit aussi franchement hivernale et aussi fréquente que les engelures.

Cependant, à l'inverse du rhume qui est de tous les âges, les engelures sont beaucoup plus communes chez les enfants et adolescents que chez les adultes, ce qui tient tout simplement à ce que la peau est plus fine dans le jeune âge.

Bien que peu grave en général, cette affection est gênante, douloureuse même ; à la longue les engelures entraînent des difformités, des taches, des cicatrices indélébiles, toutes choses qu'il est fort désirable de prévenir, principalement chez les jeunes filles.

Tout le monde connait les engelures, et je ne m'attarderai pas à décrire leur marche lente, trainante, interrompue par des améliorations et des aggravations en rapport avec les changements de température. Il est fort peu d'affections avec lesquelles on puisse les confondre. La tuberculose des os de la main ou *spina ventosa* peut en imposer pour des engelures, mais la persistance de l'affection en été indiquera l'erreur. Il en sera de même dans le cas d'un lupus, ou de quelques autres maladies, assez rares du reste.

Bien que les engelures siègent presque exclusivement aux mains, aux pieds et aux oreilles, je ne crois pas qu'elles constituent une maladie absolument locale ; le tempérament et le genre de vie du sujet jouent un rôle très important dans leur apparition et leur gravité ; s'il est positif que les enfants scrofuleux, lympathiques ou nés de parents rhumatisants y soient prédisposés, il m'a paru que cette affection accompagne toujours une circulation languissante, qu'elle en constitue même un signe certain.

C'est au début des engelures que la chose est évidente. Un froid léger produit et doit produire la contraction des petits vaisseaux de la peau ; chez les personnes dont la circulation est mal équilibrée, il se produit, après une contraction très courte, une paralysie accompagnée d'une dilatation permanente des petits vaisseaux des extrémités ; en même temps le sang stagne dans ces régions, et les organes qui les composent se nourrissent mal, dépérissent, finissent par mourir et la peau commence à s'ulcérer. Avant d'avoir des engelures, on a la peau rouge vineux, froide, les doigts gourds, peu sensibles et pourtant tourmentés de démangeaisons.

Les crevasses de la peau sont le premier degré de la mortification des tissus ; les ulcérations plus ou moins profondes surviennent plus tard, ou surviennent même toutes seules chez certaines personnes. Dans l'un et l'autre cas, les poussières, les matières putrescibles contenues dans l'eau avec laquelle on se lave, se logent dans ces plaies et les font suppurer. L'absence de vitalité des tissus rend la cicatrisation difficile jusqu'au jour où les troubles circulatoires ont disparu.

Ce n'est qu'en tenant compte de tous ces éléments, de toutes les causes de la maladie et des états qui l'accompagnent que l'on peut espérer avoir raison des engelures.

Généralement on essaye un remède annoncé par voies d'affiches ou autrement ; si le cas est bénin, il réussit; c'est fort bien ; si le cas est grave tous les topiques échouent. Et pourtant presque tous les remèdes vantés sont bons, mais il faut, pour qu'ils réussissent, que leur action soit favorisée par le traitement général.

J'ai dit que les engelures étaient la conséquence d'une circulation languissante. Il faut donc tout d'abord fouetter le sang. Si vos enfants ont des engelures, veillez à ce que l'exercice ne leur fasse pas défaut ; les longs séjours en classe ou à la maison sont mauvais; vive le plein air pour eux et les courses à la campagne.

Fouettez leur sang et fouettez leur peau. Non pas avec un fouet, cela s'entend, mais avec un torchon neuf et sec dont vous les frotterez vigoureusement chaque matin ; et quand vous leur aurez durci le cuir, vous remplacerez le torchon par le gant de crin, dont vous les étrillerez ferme. Si vous êtes outillés pour cela et si vous pouvez commencer le traitement de bonne heure en été, vous pourrez avec avantage leur donner une affusion froide ou même une douche avant la séance d'étrillage. Soignez la peau de vos enfants. C'est par la peau que l'on attrape rhumes, bronchites, maux d'entrailles, engelures et mille autres choses encore, et pour soigner une peau on ne la met pas dans du coton, on la décrasse, on la frotte et on la tanne. Mettez-vous bien ceci dans l'esprit ; l'hygiène de la peau, c'est l'hygiène du tube digestif, l'hygiène de la respiration et l'hygiène du cœur.

Si toute la peau doit être traitée comme j'ai dit pour les engelures, les mains et les pieds réclament des soins spéciaux. Vous ajouterez à des soins de propreté excessifs, aux savonnages et aux *brossages* répétés en *état de santé*, vous ajouterez, dis je, après avoir bien séché les extrémités, des frictions stimulantes avec eau de Cologne, alcool camphré ou simplement avec de bon esprit de vin.

Dès que viendront les premiers froids, ces frictions stimulantes seront répétées deux et trois fois par jour, sans négliger le reste. Et si les mains deviennent rouges, alors gare ! C'est le moment d'intervenir.

Pas de pommades surtout, pas de corps gras qui rancissent et ne s'enlève pas facilement, pas même de vaseline. Il est un médicament qui agit merveilleusement sur les petits vaisseaux en les contractant : c'est la digitale ; dans les cas graves et dans certaines conditions que je ne puis déterminer ici, il convient de le prendre à l'intérieur. Mais même en applications locates, il a une action très manifeste sur cette stagnation du sang qui précède l'apparition des engelures. Pour maintenir la peau aussi propre que possible, il faut lui associer un antiseptique : c'est le thymol qui m'a paru le plus commode à employer ; enfin, la glycérine (qui s'en va aux lavages) et l'alcool serviront de véhicule.

Voici donc la formule à laquelle, après beaucoup de tâtonnements, j'ai fini par m'arrêter :

Teinture de digitale.....	6 grammes.
Thymol cristallisé......	3 grammes.
Alcool à 70e............	de chaque, 150 gr.
Glycérine	

Liniment à employer deux ou trois fois par jour, après lavage à l'eau tiède et savon blanc.

Si les démangeaisons sont très intenses, ce qui les calme le mieux ce sont les badigeonnages légers à la teinture d'iode, répétés tous les trois ou quatre jours.

Enfin s'il y a des ulcérations, il faut les soigner aseptiquement comme toute plaie et les recouvrir d'emplâtre de Vigo.

Quant aux gants et bas très chauds, je les tiens pour plus nuisibles qu'utiles.

Donnez de l'air à la peau ; l'air est indispensable à la vie, et les engelures sont la conséquence d'une vitalité languissante, d'une *atonie* de la peau.

XVIII

Les Amygdales

Lorsque les enfants, comme c'est le cas du vôtre, ont de grosses amygdales, ce qu'on a de mieux à à faire est de les enlever.

Les amygdales sont, vous le savez, deux glandes situées de part et d'autre de l'isthme du gosier, à la base du voile du palais ; leur forme, que tout le monde connaît, a servi à les dénommer, car le mot *amygdale*, en grec, ne signifie pas autre chose qu'*amande*.

Ces organes sont constitués par des paquets de vaisseaux pelotonnés entre lesquels, à la longue, peuvent se former des cavités et des sillons assez profonds ; il n'est pas rare que des parcelles d'aliments pénètrent et se fixent dans ces culs-de-sac ; elles ne tardent pas à s'y corrompre et à donner lieu à une inflammation chronique de l'organe qui se développe outre mesure et aboutit à l'hypertrophie des amygdales. Ce n'est pas là une maladie dangereuse en elle-même ; mais un gosier habituellement rétréci est un mauvais gosier. D'autre part, les grosses amygdales sont toujours, pour la raison que je viens de dire, des amygdales légèrement enflammées, c'est-à-dire propres à la pullulation de tous les germes qui flottent dans l'air et que vos enfants, comme les miens et ceux de tous les hommes, ingurgitent à chaque inspiration.

On peut enlever les deux amygdales sans qu'il en résulte le moindre inconvénient pour les enfants ; ces organes ne paraissent avoir aucune fonction à remplir, aucune utilité quelconque. Peut-être à une époque préhistorique, lorsque l'homme n'était pas encore tout à fait homme, jouaient-ils un rôle dans notre économie, mais je doute qu'à cette époque on ait songé à les extirper ; en tout cas, il est avéré qu'on n'a pas trouvé d'amygdalotome parmi les instruments ingénieux inventés par les troglodytes. L'enlèvement du corps thyroïde (une autre glande de même nature que les amygdales et qui se trouve au-devant du cou) entraîne, dit-on, le crétinisme chez l'opéré ; respectons le corps thyoïde. Mais dans l'ablation des amygdales, il y a tout à gagner et rien à perdre.

Je sais que l'on peut combattre le développement exagéré de ces glandes par l'usage prolongé de certains médicaments, tels que l'huile de foie de morue, les iodures, etc. Je sais que l'on a préconisé l'application des pointes de feu sur les amygdales comme un excellent moyen de les réduire à un volume normal. Mais l'action des drogues est incertaine et en tout cas très lente ; les pointes de feu, bien que non douloureuses, sont d'une application délicate chez les tous jeunes enfants ; il faut y revenir à court intervalle, un grand nombre de fois, ce qui complique singulièrement leur application. Or, l'hypertrophie des amygdales constitue un danger permanent ; mieux vaut donc s'en débarrasser sans retard ; car si l'un de vos enfants vient à contracter une angine, — ce dont le ciel vous préserve — il sera trop tard pour l'opérer, et cette angine sera d'autant plus grave que les amygdales seront plus grosses.

L'opération est des plus simples ; on a inventé pour la pratiquer toutes sortes d'instruments très perfectionnés qu'on appelle amygdalotomes, qui embrochent, soulèvent et décapitent la glande en moins de temps qu'il n'en faut pour dire : « Pipe ». Je vous avoue que je n'aime pas beaucoup ces instruments, parce qu'il est très difficile sinon impossible de les nettoyer et parce qu'ils ne fonctionnent pas toujours à la perfection. Je préfère infiniment me servir d'un crochet et d'un petit canif spécial ; on voit ce qu'on fait et l'on rate difficilement son affaire. Il suffit, pour que le succès soit certain, que l'enfant daigne ouvrir la bouche.

Que de maladies, Madame, vous éviteriez à vos enfants, si vous vouliez bien leur apprendre à ouvrir la bouche et à se la laisser examiner ! On apprend bien aux enfants à dire papa et maman : croyez-vous qu'il soit plus difficile de leur apprendre à tirer la langue et à montrer leur gorge ? Longtemps avant de savoir balbutier une seule syllabe, l'enfant peut être dressé — de ceci je suis certain — à tirer la langue et à ouvrir le bec ; mais c'est là la tâche d'une mère et non celle du médecin. Comment voulez-vous qu'un bébé ne soit pas terrorisé lorsqu'un étranger, le plus souvent de noir vêtu, prononce ces paroles nouvelles pour lui : Ouvre ta bouche ! S'il est en âge de comprendre, l'étrangeté de l'ordre le terrorise, le paralyse. Après avoir essayé de la persuasion, le médecin, qui ne peut pourtant pas attendre indéfiniment le bon vouloir de l'enfant, finit par en venir aux moyens de coercition ; c'en est fait pour l'avenir ; chaque fois qu'on voudra inspecter la gorge du bébé, on assistera à une lutte, on aura des cris et des larmes, et toute opération, tout attouchement de la région deviendront impossibles. A qui la faute ? A vous, mamans, qui n'avez pas préparé l'enfant, qui ne l'avez pas habitué, dès le tout premier âge, à obéir quand il doit ouvrir la bouche, comme il obéit quand vous lui dites : Souffle ! en lui pinçant le nez dans un mouchoir.

Il faut non seulement que l'enfant sache montrer ses amygdales, mais il faut encore qu'il ne bronche pas si vous les touchez avec un bâtonnet ou avec le doigt ; qu'il sache par expérience que tout cela ne fait pas plus de mal que de se moucher.

Croyez-moi, chère Madame, si tous les enfants consentaient à montrer docilement leur gorge au médecin, la mortalité infantile baisserait sensiblement.

XIX

Lombago.

Lombago est un terme médical qui signifie tout simplement « mal aux lombes », c'est-à-dire « mal aux reins ». Dans notre vocabulaire, il est des termes qui indiquent l'organe atteint, comme les mots sciatique -- douleur du nerf sciatique, — gastralgie — douleur de l'estomac ; d'autres préjugent même de la nature de la lésion, comme bronchite — inflammation des bronches, — endocardite — inflammation du revêtement interne du cœur, etc. Il en est d'autres comme lombago, torticolis, céphalée, etc., qui n'indiquent rien autre chose que la région douloureuse, sans préjuger en aucune façon de la nature du trouble ou de l'élément anatomique lésé.

Partez de ce principe, savoir, que lorsqu'un terme médical présente cette signification vague de douleur dans une région, cela tient uniquement à ce que la nature intime du désordre qui produit la douleur nous est mal connue.

C'est le cas du lombago. Il faudrait, pour que

l'on fût fixé sur l'anatomie pathologique de cette affection, que quelque lombagiste — passez-moi le mot — en état de mal, livrât ses lombes au scalpel de l'anatomiste ; le lombagiste, si curieux qu'il soit de connaître la cause de son mal, a préféré jusqu'à ce jour renvoyer cette investigation à plus tard, au moment où il aura cessé de vivre; et quand ce jour est arrivé, il y a belle lurette que son lombago est guéri. Car le lombago est une affection qui, si douloureuse soit-elle, n'est jamais mortelle, même ne met jamais nos jours en danger.

De par la bénignité même de l'affection, nous en sommes donc réduits à faire des conjectures sur sa nature intime. Cependant les diverses causes qui peuvent donner naissance au mal, les symptômes qui l'accompagnent et, enfin, les effets variables de traitements variés, peuvent nous donner quelques éclaircissements utiles sur la nature de l'affection.

La région où le mal se localise est riche en os, riche en muscles et riche en filets nerveux.

Les os sont ceux de la portion lombaire de la colonne vertébrale. Les vertèbres de cette région présentent des particularités qui ne doivent pas être perdues de vue. Vous savez que des lames osseuses limitent, en arrière des corps vertébraux, un canal où se loge la moelle épinière ; entre chaque vertèbre émergent de ce canal, par des trous, deux racines nerveuses de chaque côté ; l'antérieure est un nerf moteur, la postérieure est un nerf sensitif. Les trous par lesquels ces racines sortent du canal vertébral ne sont pas percés dans un os unique ; ils sont formés par la juxtaposition de deux encoches creusées dans deux vertèbres voisines. Ce dispositif est aussi compliqué que peu pratique : vous voyez d'ici ce qui peut arriver : dans un mouvement un peu vif de rotation de la taille, les vertèbres se tordant en spirale les unes sur les autres, la racine nerveuse peut être pincée par les os au moment où les deux encoches ne sont plus en regard.

La soudaineté, la violence de la douleur qui survient chez celui qui est ainsi victime d'un « tour de reins », sa localisation très nette, sa limitation à un seul côté, son irradiation quelquefois lointaine, le fait que la pression locale est à peine douloureuse (ce qui s'explique par la situation profonde et abritée de la racine nerveuse), tout cela permet de croire que c'est bien ainsi que les choses se passent dans le cas de lombago consécutif à un faux mouvement. Je crois que le phénomène douleur serait moins accentué si c'était un muscle, comme le prétendent quelques-uns, qui était déchiré dans un effort.

Mais on peut avoir un lombago sans avoir fait aucun effort ou aucun faux mouvement. L'exposition au froid, soit à la suite d'une course, d'un exercice violent ou d'une station de longue durée dans un endroit humide et froid, la simple immobilité dans une attitude vicieuse ou sur un siège peu confortable et soumis à des trépidations continuelles, tout cela engendre fréquemment des maux de reins qui sont qualifiés lombago.

Mais ce lombago diffère essentiellement du premier ; il est très douloureux, il immobilise et courbature comme l'autre sinon mieux, mais le malade n'accuse pas un point fixe, principal, limité, un « coup de poignard » d'où jaillissent et s'irradient au loin les élancements douloureux. Il lui paraît plutôt que toutes ses vertèbres sont soudées les unes aux autres dans une rigidité ultra-pénible, que tous les muscles de la région sont contus et contracturés à la fois et que, s'il bouge, un craquement général va s'ensuivre.

Une troisième forme de lombago est la forme franchement névralgique ; le rhumatisme, la goutte, l'impaludisme, l'anémie, d'autres affections encore, génératrices des névralgies faciale, intercostale, sciatique, peuvent se localiser sur les nerfs de la région lombaire. Dans ce cas, la douleur se présente presque toujours en ceinture, des deux côtés, avec des points où elle atteint un paroxysme ; ces points sont symétriques et correspondent aux émergences des filets nerveux ; la compression énergique calme la douleur ; les mouvements ne l'exaspèrent pas.

Etant donné que le lombago se présente sous trois formes distinctes, dont chacune reconnaît une cause différente, il y a lieu de recourir à trois traitements différents selon le cas qui se présente. Le cas que j'ai décrit le premier est un *noli me tangere* ; laissez le malade au repos absolu et dans l'immobilité aussi complète que possible ; un nerf froissé, meurtri, gonflé, se guérit tout seul, à la longue et par le repos ; tout massage, toute gymnastique, tout révulsif seront inutiles, seront même nuisibles ; un peu d'opium procurera le calme, l'immobilité et le sommeil, qui sont les meilleurs de tous les remèdes.

Toute autre sera l'intervention dans le cas d'un lombago par refroidissement ou fatigue. Il s'agit ici surtout d'assouplir les muscles contracturés ; le massage, la gymnastique passive, les applications chaudes, les frictions avec les baumes calmants seront tout indiqués.

Enfin, en présence d'une névralgie lombaire proprement dite, c'est la constitution du malade, ses maladies antérieures qui guideront le plus sûrement le médecin dans le choix du remède : il pourra ordonner soit les bains de vapeur, soit le salicylate, soit la quinine ; en tout cas, ces agents seront utilement associés aux calmants nerveux, à l'antipyrine la phénacétine, l'opium et ses dérivés.

Je m'empresse de dire que très souvent le diagnostic est délicat ; les choses ne sont pas toujours aussi nettement tranchées que je les ai faites dans le tableau ci-dessus. Dans ce cas, on fera bien de tâter le terrain, de voir ce que donnent soit le repos soit le massage. « La nature de la maladie est mise en lumière par le traitement », dit un aphorisme d'Hippocrate : dans certaines maladies en effet, (le lombago peut parfois être de ce nombre) l'effet de la médication est la pierre de touche du diagnostic.

XX

Varices.

Les varices ne sont autre chose qu'une dilatation permanente des veines.

Tout le monde sait que le sang, chassé dans les artères par la contraction du cœur, revient à son point de départ par un système de vaisseaux appelés veines. Mais pour bien comprendre l'importance du traitement hygiénique des varices, il ne suffit pas de connaître le sens de la circulation ; il est indispensable de se rendre compte d'une manière précise des obstacles qui peuvent gêner cette circulation et qui peuvent être la cause de l'apparition des varices.

En effet, si je prends un tube de caoutchouc où passe un courant d'eau et que j'exerce une pression sur ce tube, que je crée ainsi un obstacle à la circulation du liquide dans le tube, il se dilatera au-dessus de l'obstacle ; la dilatation pourra aller jusqu'à l'explosion du tube, s'il manque d'épaisseur ou si la pression est forte : si cet accident ne survient pas, le tube reprendra son calibre primitif une fois l'obstacle disparu, parce que le tissu de caoutchouc est éminemment élastique.

Nos veines aussi sont partiellement constituées par une couche de tissu élastique ; mais, outre que cette couche n'est pas également répartie dans toutes les branches veineuses, elle tend à perdre ses propriétés, à s'encroûter et même à disparaître avec l'âge ; la veine d'un adulte est moins élastique que celle d'un enfant, et celle d'un vieillard l'est fort peu ; de là vient en partie que les varices sont une affection de l'âge mûr et de la vieillesse.

Lorsque, dans une opération chirurgicale, pour une raison quelconque, on est obligé de lier une grosse veine, on voit immédiatement se dessiner et saillir sous la peau, d'une manière très nette, le réseau veineux sous-jacent à la ligature. Dans l'antique et classique opération de la saignée, on emploie un procédé semblable pour mettre en relief les grosses veines du pli du coude : on place un lien serré au-dessus de la région à explorer et l'on voit aussitôt les veines de l'avant-bras se gonfler ; si, sur un sujet très gras, on ne les voit pas, on les palpe tout au moins très nettement sous la forme de cordons durs, ce qui est tout à fait suffisant.

Ici, dans le cas d'une saignée à opérer, l'on produit une compression énergique et passagère. La dilatation veineuse est également énergique et passagère. Mais un grand nombre de causes peuvent produire une compression permanente et progressive, et par suite une dilatation définitive des veines.

Les jarretières des dames peuvent être comparées au lien dont je viens de parler à propos de la saignée. Certes, rien n'est plus désavantageux qu'un bas mal tiré ; mais il y a moyen de le tendre sans violer les règles de l'hygiène.

Mme la baronne de Staafe affirme, dans son livre le *Cabinet de Toilette*, que seules les paysannes portent la jarretière au-dessous du genou. Hélas ! il m'a été donné de constater que cette affirmation est beaucoup trop exclusive. Nombre de dames en sont encore à assujettir leurs bas au-dessous du genou, ce qui constitue un usage déplorable.

Au-dessus du genou, les veines plongent profondément dans une excavation nommée le creux poplité, dont les bords sont limités par des tendons vigoureux sur lesquels la jarretière peut s'appuyer sans trop comprimer les parties profondes Au-dessous du genou il n'en est pas ainsi, et les veines supportent directement la compression de la jarretière.

Mais, que ce soit au-dessous, que ce soit au-dessus du genou, la compression de cette zone est fâcheuse et je conseille vivement à mes lectrices l'usage des jarretelles élastiques qui s'adaptent au corset et dont l'usage tend à se vulgariser de plus en plus.

Si vous ne devez pas vous serrer la jambe, vous ne devez pas davantage comprimer votre torse.

Les médecins en veulent au corset ; ils n'en ont jamais dit du bien et en ont dit énormément du mal ; je fais volontiers chorus avec eux, car cette cuirasse dont le bec déprime l'abdomen comme pour y créer un nombril supplémentaire, qui enlaidit les belles sans embellir les laides, qui plaque d'abominables plis dans la peau, qui gêne le développement naturel de la poitrine, les fonctions du foie et de tous les organes de la région, devrait, à mon avis, être reléguée au Musée de Cluny, à côté des vertugadins, des carcans et autres oripeaux de l'époque semi-barbare.

A l'origine, le corset était une simple ceinture

appuyée sur les hanches, qui avait une raison d'être, une fonction ; celle de porter le poids des robes, jupes, jupons, etc., dont les cordons serrés directement autour de la taille auraient blessé la peau. Il joue encore ce rôle, je le sais, mais en même temps, grâce aux chinoiseries de la mode, il a envahi toute une région où il n'a rien à faire ; il s'élève par devant jusqu'à la gorge, laquelle, trouvant un soutien, s'y repose et perd, avec son indépendance, sa fermeté ; il appuie son busc sur le sternum de manière à gêner le plus possible la respiration, cercle le thorax, grimpe sous les bras jusqu'aux aisselles et n'arrête ses méfaits qu'au voisinage de la nuque.

Le sang qui revient des membres inférieurs doit se frayer son chemin dans des vaisseaux comprimés par tous les organes abdominaux tassés les uns contre les autres ; cette entrave apportée à son cours fait que le liquide sanguin s'accumule en amont ; sa pression augmente ; il distend les veines des extrémités ; à la longue, cette dilatation devient permanente et les varices sont définitivement constituées.

Voilà donc deux causes de varices : les jarretières et le corset. Que les dames veillent attentivement sur ces parties de leur vêtement si elles désirent éviter les varices.

Mais les hommes, qui ne portent ni corset, ni jarretières, ont des varices tout comme les dames, sinon plus.

Elles sont dues, on le devine, à la même cause générale : obstacles sur le trajet de la circulation veineuse. Mais chez les hommes, ces obstacles sont plus profonds ; ils siègent dans les grands viscères, le foie, le rein ; ces organes sont, en effet, très souvent sclérosés chez l'homme.

Sclérosés ! Voilà un de ces mots techniques que je devrais bannir de mon vocabulaire en écrivant ceci. Au fait, *sclérosé* ne signifie pas autre chose que durci, et si j'avais écrit tout simplement « durci », ç'eût été à peu près la même chose.

Cependant on désigne plus particulièrement par le mot sclérose un durcissement spécial. Tous nos organes sont noyés pour ainsi dire dans un tissu de fibres et de cellules qu'on appelle *tissu conjonctif;* c'est un tissu relativement peu actif et qui ne sert que de soutien, de charpente et de moyen d'union aux éléments vraiment actifs de l'organisme : cellules du rein, cellules du foie ; fibres musculaires, nerveuses, etc., etc. Ce tissu conjonctif se développe souvent d'une manière exagérée : en proliférant ainsi, il étrangle les éléments actifs de l'organe et les extermine l'un après l'antre ; l'organe perd ses fonctions, sa souplesse, devient dur et *sclérosé.*

On conçoit aisément que les vaisseaux qui traversent un organe durci de la sorte doivent se trouver à l'étroit et que la circulation en soit gênée ; l'artère, où le sang arrive avec une pression énorme, se fraye quand même son passage ; mais la veine, dont le contenu chemine mollement, se laisse aplatir, son calibre diminue, et le sang s'accumule en amont de l'obstacle : voilà la varice constituée.

Mais encore, me direz-vous, pourquoi le foie et le rein d'un homme sont-ils plus exposés à se durcir que ceux d'une dame ?

Je suis obligé, pour répondre à cette question, de dire aux hommes leurs quatre vérités : ce qu'il y a de pis c'est que ces vérités vont être connues des dames.

Votre sexe, Madame, a toutes les vertus et ne connait pas les vices : s'il a quelques défauts —

le corset est de ce nombre — ce sont péchés véniels. Mais les hommes ! Ils boivent, ils fument, ils font la fête, ils font des choses dont vous ne vous doutez même pas, heureusement pour nous, car vous ne nous épouseriez pas. Si quelques-uns d'entre nous sont devenus de bons maris que vous estimez et que vous aimez, c'est à votre influence qu'ils le doivent, au contact de votre vertu et de votre candeur. Vous êtes, Madame, la sauvegarde de l'humanité. Sans la femme, sans son influence morale, sans son exemple et sans ses soins, le monde péricliterait bien vite.

Les hommes boivent : ils boivent de la bière, du rhum, des liqueurs, du vermouth, de l'absinthe, des amers, des choses noires qui ont des noms bizarres, des noms d'hommes ou de bêtes. Ils enfouissent tout cela dans leur estomac ; l'estomac regimbe tout d'abord, puis s'habitue et tolère ce qu'il ne peut éviter. Il maugrée quelquefois et supprime l'appétit, — première punition. L'homme dit : J'ai de la dyspepsie. Mais il continue à prendre de prétendus apéritifs qui n'ouvrent rien du tout, des digestifs qui ne digèrent rien, des élixirs et des liqueurs qui ne font qu'aggraver le mal.

Un beau matin, en contemplant avec tristesse ses tibias efflanqués et la région qui fut jadis un mollet, il voit de grosses varices qui font saillie sous la peau. « Tiens, dit-il, j'ai des varices ! D'où cela peut-il venir ? »

Cela vient de ce que l'alcool ingéré est allé taquiner son foie et son rein ; que le tissu cellulaire, agacé par le contact des drogues dont on l'imbibe chaque jour, s'est mis à se développer d'une manière exagérée, et qu'il a étranglé les veines qui traversaient son réseau.

Voilà l'homme aux varices voué à tous les

ennuis qu'entraîne cette affection : lourdeur, fatigue extrême, crampes à l'occasion du moindre exercice, enflure facile des pieds, complication de la moindre écorchure à la jambe, etc. Le voilà voué au bas élastique, qui supplée mal — mais qui supplée un peu, pourtant — au tissu élastique désorganisé de ses veines ; le voilà condamné à l'abstinence totale, palliatif forcé des excès passés ; il cherchera un soulagement dans le mariage, dans une gymnastique aussi dispendieuse que raisonnée, dans les toniques du cœur, dans l'hamamelis, qui produira quelques heureux effets si la trame de ses veines n'est pas trop usée ; mais, quoiqu'il fasse, il sera et restera infirme.

Conclusion : redoutez, Mesdames, à l'égal de la peste, le corset trop rigide, trop montant et trop serré ; usez des jarretelles et non des jarretières ; dès la première menace de varices prenez l'habitude de vous étendre sur une chaise longue dès que vous cessez de marcher et portez des bas élastiques.

Et vous, Messieurs, supprimez l'alcool, supprimez les apéritifs, les liqueurs, les élixirs, les digestifs, etc., et que votre abstinence soit de tous points semblable à celle d'une dame, — j'entends d'une dame qui ne boit pas.

XXI

Surmenage.

Vous vous surmenez, Madame; vous courez de concert en théâtre, de five o'clock en soirée, de matinée en bal ; vous êtes à bout de forces et vous allez encore ; vous n'en pouvez plus et vous courez toujours.

Le Carême, il est vrai, met un terme à ces débordements, et je ne doute pas que vous n'observiez ses sévères prescriptions avec le même zèle que vous apportiez à suivre les saturnales carnavalesques ; s'il est, en effet, de notoriété publique, que les dames sont les principaux instigateurs de l'agitation qui secoue l'humanité chaque hiver jusqu'au mardi-gras inclus, nul ne peut dire à quel point elles savent se conformer, par une sévère pratique, aux lois austères qui règnent en Carême.

Je ne crains pas toutefois que vous corrigiez un excès par un autre ; je crois au contraire que la période quadragésimale est pour vous riche encore en plaisirs et distractions ; vous continuez à respirer, au lieu de l'air pur et embaumé des campagnes au matin, l'atmosphère ruminée, chargée d'acide car bonique, d'oxyde de carbone, d'hydrocarbures plus ou moins infects et nuisibles dont vos poumons ont été saturés tout l'hiver ; et vous buvez encore beaucoup de thé, et mangez beaucoup de petites tartes, et dînez du bout des dents ; et vous êtes tout autre chose que dérangée, et votre foie grossit encore et vous fait mal ; et vous voyez que votre taille se déforme et vous en êtes très inquiète ; et des boutons apparaissent sur votre figure, ce qui vous désole, mais réjouit les spécialistes des affections de la peau.

Tous ces bobos ne sont rien en eux-mêmes ; ce sont simplement les indices d'un surmenage poussé à l'extrême, surmenage qui influe d'une manière très fâcheuse non seulement sur votre santé à vous, mais sur celle de votre progéniture présente et future.

Oui, — future. C'est un fait bizarre qui a été signalé par un accoucheur aussi remarquable par sa science que par son esprit, — j'ai nommé le professeur Pinard, — que le surmenage de la mère influence directement et d'une manière très évidente la santé de l'enfant.

Voici ce qu'il a constaté : 500 femmes prises au hasard, mais toutes surmenées, ont donné un poids total d'enfants de 1,505 kilogs, soit, en moyenne, 3,010 grammes par enfant. D'autre part, 500 femmes, prises également au hasard, mais peu surmenées, ont donné un poids total d'enfants de 1,645 kilogs, soit 3,290 grammes par enfant ; enfin, 500 femmes non surmenées, 1,683 kilogs, soit 3,366 grammes par enfant. De la première à la seconde catégorie, il y a une différence de 140 kilogs dans le poids de la progéniture ; de la première à la troisième, une différence de 178 kilogs.

Or, les chances de vie d'un enfant étant, d'une manière très générale, en raison directe de son poids, il en résulte que le surmenage des mamans augmente la mortalité des bébés.

Il est une autre chose aussi dont le surmenage augmente énormément la fréquence ; ce sont les... accidents avant terme.

Comme le dit fort élégamment M. Pinard : « Le surmenage est le coup de vent qui fait tomber les fruits verts. »

Inscrivez cela sur vos tablettes, et croyez en l'auteur que je cite, si vous ne voulez croire votre serviteur.

XXII

Les Dents.

J'ai eu le plaisir de vous rencontrer hier, Madame, au coin d'une rue ; votre bébé, que j'ai vu naître en novembre dernier, était avec vous ; j'admirais son embonpoint, et l'ayant soupesé, j'ai déclaré qu'il était en plomb. Je dis cependant :

— Il est un peu pâlot.

Vous vous êtes hâtée de me répondre :

— Oh ! ce n'est rien ! *Ce sont les dents !*

Et vite vous m'avez expliqué que l'enfant prenait ceci, refusait cela, grognait beaucoup, dormait mal, faisait... pis encore.

De dents, je n'en ai pas vu, ce qui n'a rien de surprenant, votre garçon n'ayant pas encore six mois. Je vous ai écouté sans souffler mot, parce que j'ai une sainte horreur des consultations données au pied levé, dans la rue ou entre deux portes. Un conseil médical doit toujours être réfléchi.

Nous nous sommes séparés. J'ai, depuis, beaucoup pensé à votre marmot et me suis reproché mon silence que vous avez pris sans doute pour une approbation tacite et de vos idées et du régime que vous faites suivre à votre bébé. Je viens donc vous toucher deux mots à son sujet.

Vous avez dit : Ce sont les dents. Je ne le crois pas. Non que je refuse d'admettre que l'évolution d'une dent puisse donner lieu à des troubles très variés, à des désordres d'organes éloignés, à de véritables petites maladies ; tout cela se rencontre assez fréquemment ; mais ce n'est pas le cas de monsieur votre fils. Non seulement il n'a pas de dents, mais encore j'ose affirmer qu'il n'en aura pas de si tôt. Lorsqu'un travail de dentition s'opère dans une gencive, ce travail se révèle toujours par la rougeur et le gonflement de la gencive et par la salivation. Ces trois signes faisant défaut, je conclus que *ce ne sont pas les dents.*

Soit dit en passant, les mamans sont innombrables qui tombent dans l'erreur que vous avez commise. N'oubliez jamais ceci : chez un enfant bien constitué, bien portant, bien nourri, digérant bien, la dentition s'opère sans fièvre, sans douleur, sans tracas, sans trouble quelconque.

Faites de bonne hygiène, ne suralimentez pas votre marmot, et les dents pousseront sans qu'on s'en aperçoive. Vous verrez apparaître entre 4 et 7 mois les deux incisives inférieures moyennes ; entre 8 et 10, les 4 incisives supérieures ; entre 12 et 14, les 4 petites molaires et les 2 incisives inférieures externes ; entre 18 et 20, les 4 canines, et entre 28 et 34, les 4 dernières molaires.

Si ce ne sont pas les dents, qu'est-ce donc qui trouble la santé de monsieur votre fils ? Vous m'en avez dit assez long pour que mon opinion soit faite à ce sujet. Ce qui trouble sa santé, c'est le régime. Votre enfant a de l'indigestion chronique, autrement dit de la dyspepsie, qui provient de ce qu'il mange trop et de ce que sa nourriture est trop lourde.

Vous avez eu le bonheur de pouvoir nourrir vous-même votre enfant pendant les trois premiers mois de son existence ; c'est la période la plus difficile à traverser. Peut-être n'avez-vous pas suivi dans toute leur rigueur les conseils que je vous ai donnés à l'époque : donner le sein à heure fixe dans la journée, et dès la fin de la première semaine ne pas le donner entre minuit et 7 heures du matin ; si vous aviez fait cela, monsieur votre fils aurait pleurniché pendant une demi-heure la première nuit, pendant cinq minutes la seconde et plus du tout la troisième ; à la condition expresse que vous ayez le courage de le laisser pleurnicher dans son berceau et dans les ténèbres ; grâce à cette persévérance héroïque, le dressage eût été complet. Maman aurait eu de bonnes nuits de bon sommeil, bébé aurait pris au réveil un déjeuner substantiel, suivi de dîners, de goûters et de soupers copieux, il aurait passé sa nuit à dormir en digérant tous ces repas, pendant que maman aurait fait provision de forces et de nourriture pour le lendemain.

Vous avez fait différemment, comme presque toutes les mamans ; vous vous êtes fatiguée, épuisée ; vous avez maigri, et un beau matin, il a fallu coûte que coûte supprimer l'alimentation maternelle. Faute d'une bonne nourrice, on s'est rabattu sur l'allaitement artificiel.

Vous rappelez-vous ce que je vous disais alors ? — Ne donnez que du lait de vache bouilli, de l'eau bouillie et un peu de sucre. Avant un an l'enfant ne peut pas supporter le lait de vache pur. Donnez-lui, pour commencer, à trois mois d'âge, un cinquième de lait pour quatre cinquièmes d'eau. Vous ne lui donnerez moitié de chaque que lorsque il aura deux dents. Pas de biberon à tube ; une bouteille garnie d'un embout, le tout ébouillanté chaque jour. Je suis entré à ce sujet dans les détails les plus précis.

Toutes ces instructions et d'autres encore plus méticuleuses ont-elles été suivies ?

Permettez que j'en doute, chère Madame, après ce que vous m'avez dit hier. Vous avouez avoir donné une « petite soupe », parce que, dites-vous, « l'enfant était dérangé ». C'était le cas ou jamais de lui donner une nourriture encore plus légère. N'avez-vous pas suivi, avouez-le, le conseil de cette amie qui, sachant l'enfant constipé, vous engageait à lui faire prendre — quoi ? — des pruneaux !

Flux ou paresse intestinale, c'est tout un dans l'espèce ; l'un et l'autre sont des signes d'indigestion chronique. Si vous ne vous hâtez pas de revenir à un régime très léger, votre enfant tombera dans un état dont une nourrice, même si elle est bonne, aura de la peine à le tirer. Ne craignez pas de donner trop peu de substance nutritive. Il vaut mieux, croyez-moi, que votre bébé absorbe par jour 200 grammes de lait qu'il assimile que 500 grammes qui l'indigèrent.

Nous sommes encore au printemps, mais les chaleurs vont arriver, et si vous tenez à ne pas être obligée de renoncer au biberon, veillez de près et ne négligez aucun des conseils donnés.

J'ai vu, Madame, beaucoup d'enfants élevés au biberon ; je n'en ai vu aucun venir à bien que dans les conditions que je rappelle sommairement ici.

XXIII

Les Vers.

Vous m'écrivez, Madame, que votre bébé est un peu souffrant depuis quelques jours, qu'il dort mal, d'un sommeil entrecoupé de soubresauts, qu'il pleure, geint, s'agite et met toute la maison en émoi ; enfin, qu'il est constipé ; et vous ajoutez : « Ce sont les vers ».

Je vous sais gré, Madame, de l'obligeance dont vous faites preuve en m'épargnant la peine de faire un diagnostic. Toutefois, je n'en profiterai pas, car j'avoue que je ne partage pas votre manière de voir. Non pas que je tienne là, sous la main, l'explication claire et limpide des maux dont souffre votre bébé ; non pas même que je sois absolument sûr que votre interprétation soit mauvaise ; mais la fréquentation des enfants et surtout la fréquentation des mamans m'ont rendu fort sceptique au sujet du rôle joué par les vers dans les maladies du premier âge.

Si j'avais, à propos de pathologie infantile, à donner la définition du mot *vers*, je dirais volontiers : « Les vers constituent pour les mamans une affection grâce à laquelle elles expliquent par ce mot les troubles très variés dont leurs enfants sont atteints ».

Le fait est que dans l'immense majorité des cas où les vers sont accusés des méfaits les plus abominables, il n'y a pas plus de vers dans le corps de l'enfant qu'il n'y a de rats, ou d'araignées, ou de scorpions.

Une vérité élémentaire devrait bien pénétrer une fois pour toutes dans l'esprit des mamaus, et c'est la suivante : Jamais un ver quelconque n'habite l'intestin sans que des fragments n'en soient expulsés après un intervalle de quelques jours. Ces fragments, souvent très volumineux, sont toujours aisément visibles à l'œil nu : on ne saurait les confondre avec quoi que ce soit, et tant que leur présence n'a pas été dûment constatée, il convient de réserver le diagnostic.

Si l'on a de forts soupçons, on peut, sans le moindre inconvénient, administrer à l'enfant une petite dose de calomel ; cela taquinera le ver, s'il existe, le morcellera, et provoquera certainement l'expulsion de fragments volumineux. Si rien ne vient, c'est qu'il n'y a rien, et il faut chercher une autre cause aux maux dont souffre l'enfant.

Ceci dit, Madame, pour votre gouverne, je n'hésite pas un instant à reconnaître que les enfants sont *quelquefois* tourmentés par la présence dans leur tube digestif de ces annélides que l'on a justement qualifiés d' « effrontés commensaux ». Encore faut-il que je fasse de suite une restriction : si l'enfant n'a jamais pris que le sein, *il ne peut pas avoir de vers.* Voilà qui va faire bondir bien des mamans ; c'est pourtant l'exacte vérité qui va ressortir très clairement des quelques mots que je vais vous dire touchant l'origine des principaux parasites intestinaux.

Les vers que l'on rencontre presque exclusivement chez les enfants sont de trois sortes : les lombrics, les oxyures et les tænias.

Le lombric ressemble beaucoup comme aspect et dimensions au vulgaire ver de terre ; on peut cependant l'en distinguer aisément, car sa queue est toujours recourbée. L'œuf du lombric est assez petit pour passer inaperçu, et assez gros pour être retenu par un filtre quelconque. Il ne se développe pas chez les animaux ; un chien qui avale un œuf de lombric le digère et tout est dit.

Dans l'immense majorité des cas, c'est l'eau bue par l'enfant qui contient un œuf ; cet œuf est arrivé dans l'eau par des infiltrations de fosses d'aisance, par la souillure d'un puits, d'une rivière ou d'une fontaine. Aussi les lombrics sont-ils beaucoup plus fréquents dans les campagnes que dans les villes où l'eau est canalisée. Il est *très rare* que les lombrics donnent lieu à un trouble quelconque ; généralement on ne soupçonne pas leur présence et on ne la découvre que parce que l'enfant expulse un de ces annelés.

Les oxyures sont blancs et tout petits ; les plus gros ont 2 ou 3 centimètres de long, Ils ont exactement la même origine que les lombrics ; ce sont, du reste, des cousins germains, des membres d'une seule et même famille.

Leurs goûts diffèrent cependant ; tandis que les lombrics ont une prédilection pour la portion de l'intestin voisine de l'estomac, les oxyures préfèrent habiter, – comment dirais-je ? — l'autre bout... l'extrémité terminale du tube digestif. Et ce n'est pas pour rien qu'ils ont élu domicile au voisinage d'une porte ; nuitamment, quand tout repose, ils aiment à franchir le seuil de leur demeure, à respirer un peu d'air frais (cela se comprend), et à faire une petite promenade dans les environs immédiats de leur domicile... quitte à rentrer chez eux dès que l'aurore aux doigts de rose ouvre les portes de l'Orient. A l'inverse des lombrics ils sont toujours gênants ; des démangeaisons atroces signalent vite leur présence aux enfants, et par contre-coup aux parents.

Les lombrics et les oxyures sont les vers qu'on rencontre le plus fréquemment chez les enfants. Pour avoir le tænia, il faut avoir mangé du porc ou du bœuf crus ou mal cuits ; c'est dire quelle est sa rareté dans le premier âge. Le tænia, en effet, vulgairement *ver solitaire*, provient de la chair de l'un de ces deux animaux, dont il habite le muscle même, non pas sous la forme qu'on lui connaît chez l'homme, mais sous la forme d'un ver très court, long d'un centimètre au plus, et qu'on appelle *cysticerque*. Pour avoir le tænia il faut manger du cysticerque. Tout le monde connaît l'aspect du ver solitaire et je ne m'attarderai pas à le décrire ; vous en trouverez, du reste, Madame, l'image fidèle dans un dessin qui orne les Chansons du Chat-Noir par Mac-Nab.

Je vous ai dit tout à l'heure que l'enfant nourri au sein ne pouvait pas avoir des vers ; vous comprenez à présent sur quoi je me base.

Je me base sur une des vertus du sein de la femme : ces vertus sont nombreuses et je n'ai certes pas la prétention de les passer toutes en revue ici ; il en est une toutefois que n'ont pas chanté les poètes, que n'ont pas illustré les artistes, mais qu'un médecin ne saurait passer sous silence ; à côté de tant de beautés qui font l'admiration de tous les hommes sans exception, le sein de la femme possède une qualité précieuse, c'est — pardonnez-moi d'être aussi prosaïque — c'est de constituer un filtre excellent. Aucun œuf, si ténu soit-il, ne saurait traverser la paroi de ces glandes. Il en résulte que le lait qui provient directement du sein est pur de tout élément organisé, de tout germe vivant.

La connaissance de ce fait m'a permis une fois de découvrir la supercherie d'une nourrice qui était censée ne donner que le sein à son nourrisson : l'enfant ayant des lombrics, j'éveillai l'attention des parents ; la nourrice fut surveillée et l'on découvrit que pendant ses sorties elle se servait, pour suppléer à l'insuffisance de sa glande mammaire, d'un biberon dont la seule odeur eût fait tomber en syncope un sapeur des grenadiers de la garde impériale russe.

Dans le cas où vous nourririez de propos délibéré votre enfant au biberon, si rien ne pénètre dans son estomac qui n'ait été bouilli, si tous les récipients ont été ébouillantés, comme il n'y a pas d'œuf de ver qui puisse résister à la cuisson, votre enfant n'aura jamais de vers.

Il est vrai que vous aurez à vous départir de cette sévérité à mesure que votre bébé deviendra un gros garçon et qu'alors il pourra contaminer son tube digestif.

Que faudra-t-il faire alors ?

S'il rend des lombrics, vous lui donnerez de la santonine, qui est le principe actif d'une plante du genre armoise appelée *Semen-contra*. La poudre même de cette plante est tout aussi active que la santonine, mais il en faut prendre plusieurs grammes au lieu que l'on n'administre la santonine que par doses cent fois plus faibles.

Un petit clyso chargé d'eau salée ou de glycérine suffit le plus souvent pour exterminer les oxyures.

S'ils résistent à cette douche vous en aurez raison au moyen d'un minuscule lavement composé comme suit :

Onguent napolitain.....	1 gramme.
Huile d'olive...........	60 grammes.

Quant aux agents qui ont la réputation de tuer ou d'expulser le tænia, ils sont très nombreux ; les principaux sont : la fougère mâle, la racine de grenadier, le kousso, les semences de courges, etc., etc.

On trouve dans les pharmacies la teinture de fougère mâle en capsules de gluten, ce qui est fort commode, car tous les tænifuges et la fougère en particulier, sont fort désagréables au goût.

Mais que l'on choisisse celui-ci ou celui-là on fera bien de ne prendre le remède qu'après avoir vécu exclusivement de panade, de lait et de sucre pendant 24 heures.

Messire tænia est très amateur de ces aliments ; il se détache, pour mieux s'en gorger, des parois du tube qu'il habite ; il flotte, inerte, dans ce milieu, et quand le remède l'atteint, il est souvent expulsé tout d'une pièce.

XXIV

Le Muguet.

De ce que vous me dites, Madame, je crois pouvoir déduire que votre bébé est atteint par le muguet. Je me hâte d'ajouter que chez un enfant de cinq mois, vigoureux et en somme bien portant, l'affection n'est pas grave ; elle guérira si l'enfant est bien soigné, ce dont je ne doute pas. Mais je vous sais inquiète, comme toutes les mères, et ces affirmations ne vous suffiront pas. Permettez-moi donc de vous dire quelques mots sur les causes, les symptômes et le traitement de cette maladie.

Le muguet est surtout fréquent chez les jeunes enfants chétifs, ou chez ceux dont la digestion est troublée ; l'allaitement artificiel, qui amène si souvent des indigestions, est donc fréquemment une cause indirecte du muguet. On a même soutenu que les enfants nourris exclusivement au sein n'avaient jamais le muguet ; j'estime que c'est là une exagération.

La cause directe est un champignon ou un *spore*, c'est-à-dire une graine de champignon. Ce végétal porte le nom d'*oïdium albicans* ; c'est une sorte de mousse trop petite pour être vue à l'œil nu, mais que l'on peut voir au microscope sans aucune préparation et avec un faible grossissement. Il se compose de longs filaments grêles et étranglés, qui végètent à la surface de la muqueuse de la bouche.

Ce champignon ne peut vivre et se développer que dans un milieu légèrement acide. Normalement, c'est-à-dire dans l'état de santé, la salive de l'enfant est alcaline ; les spores ou champignons qui tombent dans la bouche d'un enfant bien portant y meurent.

Mais des troubles digestifs, même légers, peuvent rendre acide le contenu de la bouche ; des vomissements, de simples régurgitations ont cet effet.

Ce n'est pourtant pas la cause la plus fréquente de cette acidité anormale. Beaucoup de nourrices ont la fâcheuse habitude de laisser l'enfant dormir au sein ; je ne saurais trop m'élever et vous prémunir contre cette détestable coutume ; l'enfant s'endort la bouche pleine, les lèvres entr'ouvertes, et en moins de quelques minutes tout le lait que contient sa bouche est aigri ; qu'un spore de muguet passe par là, et l'enfant est infecté.

Non seulement l'enfant ne doit jamais dormir au sein, mais il faut avoir le plus grand soin, aprés chaque tétée, d'essuyer soigneusement ses lèvres avec un linge bien sec, ou, mieux encore, de les laver avec du coton hydrophile trempé dans de l'eau bouillie. Ce sont les coins des lèvres qu'il faut déterger avec attention, surtout quand l'enfant est gras, car une trace de lait, déposée et séjournant dans les plis de cette région, peut suffire à déterminer l'apparition du muguet.

Pour des raisons identiques, mamans et nourrices devront veiller à ce que jamais aucune trace de lait ne séjourne à l'extrémité du sein ; lorsque le sein déborde, ainsi que cela arrive fréquemment, ce n'est pas seulement *après* la tétée qu'il convient de le nettoyer ; il est indispensable de procéder à un lavage sérieux du mamelon *avant* de mettre l'enfant au sein.

Il va sans dire qu'avec l'allaitement artificiel ces soins de propreté devront être encore plus méticuleux.

Le muguet apparaît tout d'abord dans la bouche ; l'enfant qui en est atteint prend le sein, puis le laisse échapper en criant, car les mouvements de succion sont devenus douloureux ; si on regarde alors dans sa bouche, principalement sur la voûte du palais et sur la langue, on verra que la muqueuse est tapissée de plaques blanches qui ressemblent au premier abord à des grumeaux de lait ; mais si on passe un doigt dessus, on constatera que la plaque tient assez fortement, ce qui ne serait pas le cas si on avait affaire à un grumeau de lait.

Souvent, dans les premiers jours, le muguet n'est pas disposé en plaques ; il affecte la forme d'un semis de grains transparents, gros comme des grains de semoule ; quelquefois on dirait un filet à mailles très fines qui serait posé sur la langue. La muqueuse qui reste à découvert est rouge vif, mais non ulcérée. L'enfant salive beaucoup, s'agite, se nourrit mal, dort mal, piaille, — va mal, en un mot.

Que faut-il faire ?

Le traitement local peut avoir raison de la maladie dans les cas légers et quand l'hygiène est bonne. On lavera la bouche et les lèvres de l'enfant après chaque tétée en injectant deux ou trois petites seringues pleines d'eau de Vichy ; on déposera sur sa langue une petite pincée de bicarbonate de soude ;

si les plaques de muguet sont adhérentes on les enlèvera avec un pinceau (ou même avec le doigt) trempé dans le mélange suivant :

Glycérine..................	20 grammes
Borate de soude...........	5 grammes

Si tout cela échoue, il faut supprimer coûte que coûte l'allaitement artificiel, et au besoin même, changer de nourrice.

XXV

Contagion. – Infection.

Je suis peiné d'apprendre, Madame, que votre fille aînée a la fièvre typhoïde ; mais étant donné qu'elle n'a pas encore dix ans, que la maladie se développe sans grand fracas, que l'enfant est bien constituée, je crois que vous pouvez être sans grande inquiétude sur l'issue de la maladie. Dans l'immense majorité des cas, lorsqu'ils sont entourés de soins intelligents et dévoués, les enfants de cet âge se tirent de cette maladie sans encombre. C'est surtout entre vingt et vingt-cinq ans que la fièvre typhoïde se présente sous une forme grave, et vous n'êtes pas sans avoir entendu parler des ravages qu'elle fait parfois dans l'armée.

Mais à ce propos vous me demandez si la contagion n'est pas à craindre et s'il convient d'éloigner vos enfants de leur sœur.

Je ne pense pas que cela soit absolument nécessaire.

Il est évident, je me hâte de le dire, que tout malade atteint d'une affection aiguë doit vivre a part, entouré seulement du personnel nécessaire pour lui donner les soins voulus. Le séjour dans une chambre de malade est préjudiciable à tout le monde, et au malade lui-même principalement.

Mais de là à tenir la contagion pour presque fatale et à traiter en conséquence le malade comme on traitait jadis les pestiférés, il y a loin.

Qu'est-ce que la contagion ? C'est, vous le savez aussi bien que moi, la transmission de la maladie d'un individu à un autre par *contact*.

Le type des maladies contagieuses peut être représenté par les affections parasitaires de la peau, telles que la gale, la teigne faveuse, la pelade, l'impétigo, etc., ou mieux encore et plus clairement par les insectes vulgairement dénommés poux et puces.

En serrant la main à un galeux, en embrassant un impétigineux, en visitant un loqueteux, on s'expose fortement à prendre la gale, l'impetigo ou bien des parasites aptères ou bondissants. Dans ces cas, il y a transmission directe d'individu à individu de la cause même de la maladie. C'est de cette manière que se transmettent nombre de maladies, telles que la scarlatine, la rougeole, la syphilis, etc.

Il va sans dire que le contact direct n'est pas indispensable et qu'il est tout aussi dangereux, sinon davantage, d'endosser la chemise ou les culottes d'un galeux, voire de ganter ses gants, que de lui serrer la main.

Mais pour la fièvre typhoïde, c'est une autre affaire. On connaît aujourd'hui avec exactitude l'origine et les moyens de propagation de la fièvre typhoïde.

Elle peut se propager par le lait et par les aliments non cuits, mais dans l'immense majorité des cas, c'est l'eau de boisson qui contient le germe de la maladie, et ce germe lui-même provient des infiltrations de matière à vidange.

Notez qu'il ne suffit pas, pour être à l'abri de ces infiltrations, d'habiter une maison parfaitement drainée, où la canalisation des vidanges, absolument étanche, ne peut avoir aucune influence sur la qualité de l'eau. C'est là assurément une condition primordiale. Mais qui vous dit que l'eau, amenée par une rivière ou un canal à ciel ouvert, n'est pas souillée sur son parcours? Qui vous garantit que les villages situés en amont de la rivière n'y déversent pas des germes? Qui assure encore que la salade achetée au marché n'a pas été arrosée d'un liquide impur ?

C'est dans ces causes éloignées qu'il faut rechercher l'origine de la diffusion du germe, c'est en le détruisant par l'ébullition et par la cuisson que vous vous mettrez à l'abri de l'infection.

J'ai lâché le mot d'*infection*. C'est le terme qui convient pour désigner la façon dont se propage la fièvre typhoïde. S'il arrive très souvent que dans une famille, dans une maison, dans un quartier, de nombreux cas de fièvre typhoïde se développent, ce n'est pas que le premier malade ait *contagionné* les autres, c'est que tout le monde a été *infecté* plus ou moins par l'eau, par le lait, par les légumes, par les fruits peut-être. Ceux qui l'ont été faiblement ou qui possèdent un estomac d'autruche ont digéré les germes avalés ; chez les autres, ces mêmes germes ont pullulé, ont envahi tous les organes, et peut-être la fièvre qui s'allume chez les malades n'est-elle autre chose que la fournaise où ils seront brûlés.

Si donc, Madame, vous désirez travailler efficacement à préserver vos enfants de la maladie dont leur sœur est atteinte, ce n'est pas à l'isolement qu'il faut avoir recours, c'est à l'*épuration* des eaux. Surveillez-en l'origine; cela est quelquefois possible à la campagne ; voyez si la source ou le puits ne sont pas en contre-bas de quelque fosse d'aisance ou de quelque dépôt de fumier. S'il existe une source à peu de distance dans de bonnes conditions, qu'on y prenne l'eau de boisson. Si vous avez une bonne canalisation ou si, pour une cause ou pour une autre, il vous est impossible d'avoir de l'eau absolument pure — et c'est là le cas le plus fréquent — la seule solution pratique du problème est de faire bouillir toute l'eau qui sert à l'alimentation.

C'est une mesure radicale, mais c'est la seule qui soit réellement efficace.

XXVI

Vaccination.

C'est au moment où le danger est loin, qu'il est sage de prendre ses précautions ; et puisqu'il n'est pas question de variole en ce moment, je vous conseille vivement, Madame, de mettre vos enfants à l'abri de la contagion à laquelle ils ne peuvent être soustraits.

Ce ne sera pas une raison, au cas où vous auriez négligé ce soin, pour ajourner toute vaccination en temps d'épidémie ; c'est un préjugé populaire qui veut que la vaccination en temps d'épidémie soit une pratique dangereuse ; les tout nouveaux vaccinés ne sont ni plus ni moins exposés à la variole que les non vaccinés ; chaque jour qui s'écoule, au contraire, depuis le jour où l'inoculation du virus a été faite, augmente leur immunité.

Ceux-là donc qui, en temps d'épidémie, se hâtent de faire vacciner leurs enfants ont parfaitement raison ; mais ils auraient encore mieux fait de s'y prendre à l'avance et de ne pas exposer gratuitement pendant quelques jours, même pendant quelques heures, la santé de leurs enfants.

A quel âge faut-il vacciner ?

Je n'hésite pas à répondre : le plus tôt possible.

J'entends par là le premier moment venu de la vie de l'enfant où il est robuste, en bonne santé et en bon état de nutrition. Pour moi, dès qu'un enfant bien venu et bien portant se nourrit bien et fonctionne bien de toute manière, je le vaccine — ou je conseille de le vacciner ; il aura à ce moment deux semaines, un mois d'âge, peu importe.

Les petits bobos résultant de la vaccine ne doivent pas entrer en ligne de compte. A la campagne, où l'isolement est plus complet, comme dans certaines classes aisées, on peut patienter un peu ; mais cela n'a pas grande utilité et peut être dangereux.

Je ne dirai rien de la lymphe ni de la manière de vacciner, qui regarde le vaccinateur ; vous savez, du reste, qu'aujourd'hui, pour des raisons fort sages, la vaccination de bras à bras a été remplacée presque partout par la vaccination directe au moyen de la génisse. Il n'est pas de village où l'on ne trouve, sinon une génisse porte-vaccin, du moins du cowpox frais.

Mais permettez-moi d'attirer votre attention sur un point curieux, relatif à l'immunité vaccinale ; il paraît que cette immunité est en raison directe du nombre de pustules vaccinales ; autrement dit, que plus un enfant a de cicatrices de vaccin, mieux il est à l'abri de la contagion variolique. Ce fait est peu connu en France. Il a été signalé, je crois, pour la première fois dans notre pays, par un jeune et distingué professeur de la Faculté de Lille, M. Combemale. Mais il a été constaté depuis de longues années en Angleterre ; j'ai eu sous les yeux, je me souviens, — et il y a de cela une dizaine d'années, — une statistique dressée à Londres et portant sur 10.000 cas de variole. Sur ces 10.000 cas, les non-vaccinés considérés en bloc avaient fourni une mortalité qui dépassait le 50 o/o, quelque chose comme 2.000 décès ; les porteurs d'une seule cicatrice vaccinale 1 o/o, avec environ 150 décès ; les porteurs de deux cicatrices, 50 décès, et ainsi de suite en suivant une progression descendante dans la mortalité, au fur et à mesure que l'on considérait des groupes de varioleux porteurs d'un nombre croissant de cicatrices vaccinales. Je cite ces chiffres de mémoire et ne puis garantir leur exactitude intrinsèque, mais ce dont je suis certain c'est que la progression de l'immunité était bien telle que je l'indique.

Il y a donc lieu de veiller à ce que les pustules soient nombreuses ; au-dessus de six cicatrices, la statistique dont je parle n'établissait aucune distinction entre les vaccinés, soit qu'il fût exceptionnel d'observer un plus grand nombre de ces stigmates, soit que l'immunité fût uniforme pour tous.

Depuis que j'ai eu connaissance de ces faits, j'ai toujours cherché à obtenir beaucoup de pustules chez les vaccinés et je crois donner un bon conseil aux parents en attirant leur attention sur ce point.

Une fois l'enfant vacciné, pendant combien de temps l'action du vaccin dure-t-il ? Autrement dit, à quel âge faut-il revacciner ?

C'est une question qui a été bien souvent agitée, et que chacun a résolu un peu selon sa fantaisie. En Allemagne on admet le terme de douze années qui est beaucoup trop étendu. Combemale, dont je parlais tout à l'heure, penche pour dix années. Je crois que ce délai ne saurait être outrepassé sans imprudence. Mais, d'après ce que j'ai dit plus haut, j'opine à penser qu'il faut se hâter de revacciner, quel que soit le délai écoulé depuis la première vaccination, lorsque les cicatrices sont rares, une ou deux en nombre ; — à plus forte raison, cela va de soi, lorsqu'une première vaccination n'a pas réussi.

Enfin, on pense aussi, et cela est bon à savoir, que si une revaccination ne réussit pas chez un vacciné porteur de cicatrices, c'est que la première inoculation de cow-pox protège encore l'organisme. La vaccine serait donc, en dehors de son rôle d'agent protecteur, la pierre de touche de l'état actuel d'immunité.

La morale de ceci, Madame, c'est qu'il faut vacciner ses enfants de bonne heure, par six ou huit piqures et y revenir au bout de cinq à six ans.

XXVII

Le Hoquet.

Le hoquet, que tout le monde connait plus ou moins par expérience, est constitué par une contraction spasmodique du diaphragme avec inspiration brusque arrêtée subitement par l'accolement des cordes vocales.

Il peut se produire au milieu des conditions les plus différentes, chez les sujets les mieux portants comme chez les plus malades, et chez les plus jeunes comme chez les plus âgés. Cependant les tout jeunes enfants y sont particulièrement prédisposés ; le phénomène se produit chez eux à tout propos.

Chez l'adulte, il survient tantôt au milieu des apparences de la plus belle santé, à la suite de joyeux éclats de rire, ou bien après l'ingestion d'aliments dont le volume, la température ou quelque autre qualité a brusquement impressionné soit les organes abdominaux, soit tout simplement la gorge. Ainsi la déglutition d'une trop grosse bouchée, l'ingestion rapide d'un grand verre de liquide, surtout d'un liquide effervescent, donnent lieu souvent à l'apparition d'un hoquet, d'ailleurs généralement passager.

Chez les sujets dont la santé est d'avance intéressée par quelque affection plus ou moins importante, le hoquet s'installe souvent à l'état chronique, revenant à heure fixe pour disparaître de même ; chez beaucoup de dyspeptiques et de dilatés il marque fâcheusement un des temps de la digestion, ou bien se produit pendant toute la durée de cette opération, soit d'une manière continue, soit par accès.

L'excitation des voies digestives inférieures peut également être la cause du hoquet ; les malades atteints de plaie, d'obstruction ou d'inflammation des intestins y sont extrêmement sujets ; la présence de vers dans l'intestin en est aussi une cause fréquente, de même qu'une lésion des reins, de la vessie ; chez la femme il dépend souvent d'une lésion des organes pelviens ou d'une grossesse.

On l'a noté au cours de toutes les maladies, mais sa fréquence est surtout grande au cours des affections fébriles, dans la convalescence ou au déclin du choléra, dans beaucoup de cas d'empoisonnements, soit par les narcotiques, soit par les irritants, enfin chez les sujets épuisés par de longues souffrances, par d'abondantes pertes de sang, ou par toute autre cause.

A côté de ces cas où le hoquet paraît se rattacher à une cause directe, on rencontre des cas où ce trouble est essentiel, c'est-à-dire qu'il constitue à lui seul tout le désordre ; il paraît alors constituer une petite névrose ou névralgie localisée au nerf du diaphragme ou nerf phrénique.

On conçoit sans peine qu'un accident morbide susceptible de se manifester dans des conditions aussi variées, ne peut avoir par lui-même une signification très nette lorsqu'il s'agit d'expliquer sa présence et de chercher, par conséquent, le moyen de le guérir.

Le plus souvent, par bonheur, il ne constitue qu'une incommodité très innocente. Mais, dans quelques cas, sa violence et sa durée le rendent très désagréable et même douloureux : parfois, il s'accompagne de régurgitations; enfin, la consolidation d'une fracture de côtes, l'évolution naturelle d'une grossesse, peuvent se trouver compromises par la persistance d'un hoquet ; ce sont là des raisons suffisantes pour chercher à amender ce symptôme.

L'obscurité qui règne sur son origine fait que l'empirisme a une très grande part dans son traitement, et à dire vrai, j'ai plus de confiance en certains procédés courants et vulgaires, en certains *trucs*, qu'en diverses méthodes basées sur une physiologie discutable.

A mon avis, le procédé qui réussit le plus souvent à faire passer le hoquet, est le suivant :

Bouchez fortement vos deux oreilles avec deux doigts ; en même temps, faites porter à vos lèvres par un aide un verre plein d'eau et buvez-le à petites gorgées, même s'il se produit un léger étourdissement pendant l'opération.

Si cela ne réussit pas, patientez un quart d'heure, puis essayez le procédé des inspirations profondes : debout contre un mur, les talons, les épaules et la tête touchant le mur, la bouche largement ouverte, faites très lentement et très posément douze inspirations aussi profondes que possible.

Un autre procédé, qui est aussi très efficace, consiste tout simplement à se tirer la langue.

Si vous êtes affligé d'un hoquet rebelle, cherchez un endroit écarté, tirez la langue, saisissez-en l'extrémité entre votre pouce et votre index coiffés d'un mouchoir, et tirez ferme. Une minute de cet exercice, et vous êtes guéri.

Un morceau de glace au creux de l'estomac, à la nuque, sont aussi des moyens qui comptent des succès.

J'en dirai autant du grain de sucre trempé dans le vinaigre, ou mieux encore dans l'éther.

Pour les tout petits enfants, j'ai souvent conseillé avec utilité de leur mettre dans la bouche une toute petite pincée de sel.

Chercherai-je à vous expliquer le mécanisme de l'arrêt du hoquet ? Je pourrais tout comme un autre vous parler à ce propos de l'excitation réflexe dardée sur les centres phréniques par l'intermédiaire des récurrents et de l'action inhibitrice qui résulte de l'irritation de l'hypoglosse... Cela ne contribuerait pas à votre bonheur, n'est-ce pas ? Encore moins au mien.

Ce qu'il importe de savoir, c'est que tous les moyens que j'ai mentionnés ont d'autant plus de chances de réussir qu'ils sont appliqués plus tôt. Si vous en faites usage dès le second ou troisième coup de hoquet, vous avez de grandes chances, je dirai même la certitude de réussir. Si vous laissez le hoquet s'installer, s'enraciner, passer à l'état chronique, il devient infiniment plus difficile de vous en débarrasser.

XXVIII

Secours aux Noyés.

Rien n'est plus déplaisant que le spectacle d'une personne qu'on retire de l'eau en état de mort apparente. La première impression, dont ceux-là même qui ont l'habitude de ce spectacle ne peuvent se défendre, c'est que tout est fini et que le noyé est bien mort. Il est froid, il est souvent raide, les yeux sont vitreux, on ne perçoit ni respiration, ni pouls, ni battements du cœur. Il semble que l'on soit en face d'un cadavre, et le premier mouvement de celui qui approche est un geste ou un signe de désespoir.

Il faut dominer ce sentiment. On a vu des noyés revenir à la vie après une demi-heure, une heure et plus de séjour dans l'eau. D'autre part il est certain qu'un homme repêché en état de mort apparente et abandonné à lui-même sera certainement un cadavre au bout de fort peu de temps si l'on ne fait rien pour lui ou si on le soigne mal. Par conséquent, *dans tous les cas*, il faut agir, agir très vite, et agir bien.

Quand je dis qu'il faut agir très vite cela ne veut pas dire qu'il faille se presser ; tout au contraire : on n'aura de succès qu'autant que l'on agira posément, méthodiquement, mais sans perdre une seconde.

Je ne dirais pas qu'il faut se garder de suspendre le noyé par les pieds s'il n'arrivait pas encore assez souvent que les gens du peuple se livrent à cette pratique nuisible. Il faut aussi se garder d'introduire aucun cordial, aucun liquide dans la bouche du noyé, avant qu'il ne respire très librement,

Le noyé sera étendu tout de son long sur le dos, *la tête très basse*, et débarrassé de tout vêtement. On appliquera les mains à plat sur les dernières côtes et en même temps qu'on comprimera le ventre avec un genou, on exercera avec les mains trois ou quatre pressions énergiques et courtes — des coups de soufflet — ce qui fera sortir de la bouche et du nez de l'air, des mucosités bulleuses et peut-être de l'eau en abondance ; dans ce cas, on inclinera fortement la tête de côté et on ira avec un ou deux doigts chercher et extraire les mucosités de l'arrière-gorge; on engagera les doigts aussi profondément que possible pour chatouiller l'arrière-gorge et provoquer, si faire se peut, le rejet du contenu de l'estomac. On tentera d'extraire la langue, et si on y réussit on la saisira fortement en couvrant ses doigts d'un linge pour qu'elle ne glisse pas ; on la confiera à un aide avec mission de la tenir bien et de tirer dessus *ferme* au commandement. Avant de quitter la tête, on trempera un linge rude dans l'eau, à défaut on se servira de ses mains, et on appliquera au noyé une douzaine de gifles énergiques, — à enlever la peau. On passe le linge à un aide avec ordre de recommencer au commandement.

Il faut que la personne qui organise le sauvetage

prenne de suite, par la netteté et la précision de ses ordres, une autorité absolue ; qu'elle place chacun à un poste, écarte les curieux, se donne du large, de l'air, et soit obéie de point en point. Elle donne l'exemple, indique le procédé, et passe à un autre exercice.

Après la flagellation du visage on attend une seconde pour voir si le noyé respire.

S'il respire, les manœuvres précitées sont suffisantes et on s'y tient. Sinon, on pratique la respiration artificielle.

A cet effet, un homme vigoureux se place à genoux derrière la tête du noyé et saisit à pleine main ses deux bras immédiatement au-dessus des coudes. Au commandement : Un ! il attire vivement mais sans brusquerie les deux bras du noyé en arrière, les coudes à ras du sol, en allant aussi loin que possible dans ce mouvement qui a pour but de produire l'inspiration. Au commandement : Deux ! il ramène vivement les bras le long du corps. Pendant ce temps la personne qui dirige le sauvetage se place également à genoux mais à cheval sur l'abdomen du noyé ; au commandement : Deux ! elle applique ses deux mains à plat sur les côtes et comprime brusquement *et de toutes ses forces* le thorax ; ce mouvement peut être efficacement aidé par une pression modérée exercée sur l'abdomen du sujet. Au commandement : Un ! elle écarte les mains et lâche tout. Ce mouvement a pour but de produire l'expiration.

Cette manœuvre doit être pratiquée régulièrement, sans se presser, à la cadence du pas de promenade, en comptant à haute voix, sous peine de s'embrouiller et de faire plus de mal que de bien. Elle sera continuée pendant une demi-heure au moins si le noyé ne donne aucun signe de vie ; s'il se met à respirer, on ne s'arrêtera que lorsque la respiration sera profonde et régulière.

Pendant ce temps on ordonnera, de loin en loin, quelques flagellations de la face. Si un aide a saisi la langue, on lui dira, au commandement : Un ! tirez ferme à vous. Au commandement : Deux ! poussez la langue vers les dents sans la lâcher.

Ces tractions rhytmées de la langue sont un procédé nouveau et dont la haute valeur a été mise en lumière par Laborde. Si l'on se trouvait seul à donner des soins à un noyé, peut-être serait-il sage de se borner à ces tractions, car il est impossible de pratiquer tout seul et convenablement la respiration artificielle.

On n'empêchera personne de frictionner fortement le noyé, à la condition expresse que les frotteurs ne gênent en rien ceux qui font la respiration. Ces derniers seront vite fatigués. On s'assurera des remplaçants à l'avance en disant à l'un des assistants : Regardez ce que fait monsieur, vous allez le remplacer.

Ces détails paraitront futiles ; ils ne le sont pas. Ce n'est qu'avec de la présence d'esprit et de l'ordre que l'on réussit dans ces conjonctures.

XXIX

Cicatrisation.

On donne le nom de cicatrisation, en général, au travail de réunion des plaies de nos tissus.

Les plaies, les coupures, les fractures, les destructions quelconques de tissus se réparent de la même manière, par la création d'un tissu nouveau intermédiaire aux parties lacérées, qui porte le nom de tissu cicatriciel quand il s'agit des parties molles et le nom de *cal* quand il s'agit des os.

Si, avec un instrument bien propre et bien tranchant, vous faites une entaille nette dans une partie molle, dans le bout de votre doigt par exemple, rapprochez de suite les deux lèvres de la plaie et maintenez-les fortement accolées l'une à l'autre par un lien propre et serré ; quarante-huit heures plus tard vous pourrez enlever ce pansement, et peut-être constaterez-vous que la plaie n'existe plus, que les lèvres se sont exactement et fortement recollées, et qu'il ne reste presque plus trace de la solution de continuité produite par l'instrument tranchant. Ce mode de guérison d'une plaie est ce qu'on appelle la réunion immédiate ou *par première intention*. Elle ne peut survenir que si aucun corps étranger, aucun germe, aucune saleté quelconque n'a pénétré dans la plaie ou n'est resté en contact avec elle sous le pansement. Si quelque accident de ce genre est survenu, si la peau ou le couteau étaient sales, si le doigt ou le linge portés sur la plaie n'étaient pas immaculés, il en résultera de l'inflammation et de la suppuration.

Il n'y a pas très longtemps de cela, on croyait que l'inflammation et la suppuration étaient des phénomènes inséparables de toute bonne cicatrisation. Lorsqu'en renouvelant un pansement, on découvrait un liquide crémeux abondant, on disait : « Voilà une suppuration louable ! »

Quelques praticiens ruraux racontaient bien que dans leurs montagnes les plaies simples se recollaient sans suppurer... On les tenait pour d'aimables farceurs. Quelques rares chirurgiens prétendaient obtenir des résultats analogues dans leurs opérations, à la condition de se servir d'instruments flambant neufs... On les tenait pour des originaux.

Ces gens-là étaient dans le vrai, sans toutefois bien le comprendre. Il n'y a de vertu miraculeuse ni dans l'air des montagnes, ni dans un bistouri neuf, mais il y a une vertu miraculeuse dans la propreté, et l'air des montagnes est propre comme un bistouri neuf.

L'être organisé ne demande qu'à vivre ; la matière organisée, les tissus, lorsqu'ils sont lésés, ne tendent qu'à se réparer, et le rôle du médecin, lorsqu'il assiste à ces réparations, consiste tout uniment à mettre les tissus dans la position qui leur est la plus commode pour accomplir leur travail et à empêcher toute intervention malencontreuse d'un élément étranger à l'organisme.

C'est ce qu'il fait en rapprochant les lèvres d'une plaie, en la nettoyant et en la recouvrant d'un pansement propre pour en écarter toute saleté.

Si rapprochées que soient les lèvres d'une plaie, elles ne restent jamais en contact absolu. Une sérosité, plus ou moins mêlée de sang, s'y épanche et remplit l'intervalle. Le tissu voisin de la plaie, irrité par le contact du corps étranger, s'injecte et devient le siège d'une activité exagérée, caractérisée par ce qu'on appelle la *prolifération du tissu conjonctif*. Ce tissu, riche en cellules et en fibres, produit des myriades de cellules jeunes, arrondies, qui s'allongent, se collent les unes aux autres et finissent par établir un véritable pont entre les deux lèvres de la plaie. En même temps qu'il donne naissance à ces cellules, ce tissu conjonctif se liquéfie en partie et forme une sorte de lymphe au sein de laquelle continuent à se développer des cellules et des fibres, jusqu'à ce que tout l'espace vide soit rempli par une matière qui passe de l'état liquide à l'état sirupeux, puis gélatineux, puis finalement solide. Ce tissu nouveau, ainsi formé, est le tissu cicatriciel.

Dans une plaie simple, bien propre, dont les lèvres sont bien rapprochées, tout ce travail s'accomplit en un temps relativement court, deux jours environ.

Au bout de ce temps commence à apparaître un phénomène nouveau : le développement des vaisseaux dans le tissu cicatriciel. Ces vaisseaux émanent directement des capillaires voisins, dont ils naissent par bourgeonnement, comme les branches d'un arbre sortent du tronc ; très étroits les premiers jours, ils ne livrent passage qu'à la partie liquide du sang, le plasma ; ils s'élargissent en s'allongeant et finissent par charrier les globules rouges ; dès qu'ils atteignent une certaine longueur, ces vaisseaux s'accolent deux à deux par leurs extrémités et forment une anse qui va porter le liquide nourricier au tissu nouveau.

Aussi avez-vous remarqué qu'une cicatrice fraîche est rouge, même alors qu'elle ne présente aucune trace d'inflammation.

Comment se fait-il qu'avec le temps cette cicatrice rouge devienne blanche ? Cela tient à ce que le tissu cicatriciel, après la phase d'activité qui aboutit à la réunion de la plaie, continue à produire des fibres, à s'encombrer, à se solidifier ; aussi, avec le temps, arrive-t-il à avoir une extrême densité ; et lorsqu'un chirurgien rencontre ce tissu sous son bistouri il le reconnaît aisément à ce qu'il oppose à la section une résistance analogue à celle du cuir durci.

Dans ce travail de condensation, de rétraction, les petits vaisseaux que nous avons vus tout à l'heure se développer, se trouvent peu à peu étranglés, oblitérés ; leur lumière se bouche et la circulation s'y arrête. Peu à peu la cicatrice devient rose, puis rose pâle, puis blanche, puis blafarde.

Et voilà pourquoi, messieurs, et surtout mesdames, si vous êtes blessés au visage, je vous conseille vivement de vous laisser bien tranquillement et soigneusement recoudre par votre chirurgien, afin que, puisque cicatrice il faut, elle soit invisible et, comme nous disons, *linéaire*.

XXX

Les Oreilles.

Ce n'est pas tout, Madame, que de tirer les oreilles à vos enfants. Il faut encore les leur nettoyer.

Nous autres médecins nous considérons dans l'oreille trois régions distinctes que nous appelons : oreille externe, oreille moyennne et oreille interne.

L'oreille externe comprend le pavillon de l'oreille et le conduit auditif externe, et s'arrête à la membrane du tympan. L'oreille moyenne est derrière le tympan ; elle comprend la caisse, avec les osselets et autres organes qui y sont contenus. Enfin, dans l'oreille interne, on trouve le vestibule, le colimaçon et les canaux semi-circulaires.

De ces deux dernières régions, la caisse et l'oreille interne, vous n'avez pas à vous préoccuper; c'est le domaine exclusif du chirurgien, et même du chirurgien spécialiste des affections de l'oreille.

Mais je n'en dirai pas autant de l'oreille externe ; si la chirurgie de cette région appartient au praticien, son hygiène devrait vous être connue, et les soins qu'elle réclame sont assez simples pour que vous puissiez les appliquer sans consulter personne et éviter par là des troubles ou des maladies qui peuvent parfois aboutir à de graves complications.

Pour examiner l'oreille de votre enfant, Madame, prenez une chaise, tournez-en le dos au soleil ou à une forte lumière, asseyez-vous bien carrément et prenez l'enfant sur vos genoux ou entre vos genoux selon sa taille, de manière à bien le voir de profil. D'une main, prenez le pavillon de l'oreille et attirez-le à plat, en haut et en arrière, dans la direction du sommet de la tête de l'enfant ; avec deux doigts de l'autre main, appuyés sur la peau de la joue, près de l'oreille, exercez une traction en sens inverse, de manière à bien démasquer le trou de l'oreille. Ces préliminaires sont indispensables, car ils ont pour effet de redresser la courbure naturelle du canal, qui vous empêche de voir le fond.

Dans ces conditions, si un rayon de lumière tombe dans le canal, vous pourrez découvrir, barrant le fond du canal, une membrane blanche, nacrée, une belle peau de tambour toute neuve, dont vous apercevrez une partie seulement, selon toute probabilité. C'est le tympan. C'est la limite de votre domaine.

Si les choses sont dans l'état que j'ai décrit, si la peau du canal est nette et d'aspect naturel, si l'enfant ne se plaint d'aucune douleur et entend bien, tout est pour le mieux dans la meilleure des oreilles possibles.

Si l'enfant se plaint, si le tympan est rouge, rose, ou bombé, courez vite chez un spécialiste.

Mais je dois vous le dire, Madame, dans l'immense majorité des cas, vous ne verrez absolument rien de ce que je viens de décrire. Ce que vous verrez c'est un amas de détritus jaunâtres ou noirâtres qui interceptent la lumière et la vue, parfois les sons ; ou bien ce sera pis : un liquide d'aspect peu engageant.

Il faut nettoyer tout cela ; ces détritus sont du *cérumen*, une matière cireuse que vous connaissez et que certaines mamans ont la mauvaise habitude de repousser dans l'oreille par des nettoyages maladroits, au moyen du doigt coiffé d'un linge, au moyen d'un coin de serviette tordu. Le cérumen, chassé ainsi au fond de l'oreille, s'y concrète en une boule très consistante qui finit par obstruer complètement le canal et par produire une surdité complète.

Soit dit en passant, toutes les guérisons de surdités « rebelles », obtenues dans de prétendus « Instituts » et attestées par des déclarations pleines de candeur, sont consécutives à l'extraction de bouchons de cérumen ; sur cent sourds pris en bloc, il y en a bien une cinquantaine auxquels un bon débouchage rend l'ouïe.

On vend dans toutes les pharmacies des petits outils, rangés sur un petit carton comme des boutons de manchettes, assez élégants ; ce sont des éponges montées sur un manche en os, et destinées à nettoyer les oreilles. C'est la plus jolie saleté que je connaisse.

Pour nettoyer les oreilles, les yeux et les autres orifices, il y a, Madame, trois choses : En premier lieu, le coton boriqué ; en second lieu, le coton boriqué, et en troisième lieu, le coton boriqué. Ajoutez-y de l'eau boriquée et une boite d'allumettes, et vous aurez un arsenal complet. Prenez une allumette suédoise ; tordez un peu de coton boriqué à l'un de ses bouts, trempez ce tampon dans l'eau boriquée et ramonez jusqu'à disparition complète de toute trace de détritus.

Veillez à ce que le coton dépasse bien le bout de

l'allumette, et vous ne risquerez pas de léser le tympan.

Recommencez avec un tampon nouveau à plusieurs reprises. L'immense avantage du coton sur l'éponge, c'est qu'on jette le premier au feu, tandis qu'on garde la seconde et qu'il est impossible de la nettoyer.

Si l'enfant se défend, souffre, c'est que le cérumen est dur et collé à la paroi du conduit. N'insistez pas. Mélangez quelques gouttes de glycérine avec quelques gouttes d'eau dans une cuiller à café, versez le tout dans l'oreille, la tête étant bien inclinée du côté opposé, bouchez avec un tampon de coton, et mettez-moi le marmot au lit. Le lendemain le nettoyage sera des plus faciles.

Toute maman digne de ce titre — et vous l'êtes, Madame, au premier chef — devrait passer une fois par mois l'inspection du conduit auditif externe de ses enfants, et procéder elle-même à la toilette de cette région, car, si bien stylées que puissent l'être vos bonnes, je n'ai sur ce point, comme sur beaucoup d'autres, confiance qu'en vous.

XXXI

L'Audition.

Le son, vous le savez, est un mouvement vibratoire de l'air ou de tout autre corps, perçu par un centre nerveux sensitif, le centre acoustique, au moyen d'un appareil spécial qui est l'oreille.

Quelle différence faites-vous entre un son et un bruit ? — Aucune ? — Vous avez tort. Un son, surtout un son musical, est produit par des vibrations égales, ou pour mieux dire *équidistantes*, c'est-à-dire également espacées les unes des autres ; un bruit, au contraire, est la conséquence de chocs et de mouvements qui se produisent à des intervalles irréguliers.

Placez-vous devant un piano et frappez sur la sixième touche blanche du quatrième octave. La corde correspondante exécutera une série d'oscillations de moins en moins amples, mais toujours de même nombre dans un temps donné. Pour la note indiquée, ce nombre est de 435 vibrations doubles par secondes. C'est le *la normal*, celui que doit également produire un diapason d'accordeur. Le *la* de l'octave inférieur aura la moitié moins de vibrations, c'est-à-dire 217 ; celui de l'octave supérieur en aura le double, 870.

Si vous êtes curieux de connaître le nombre de vibrations des autres notes (de l'octave du *la* normal), les voici :

Do	inférieur :	260	vibrations	par seconde
Ré	—	293	—	—
Mi	—	326	—	—
Fa	—	347	—	—
Sol	—	391	—	—
La	normal :	435	—	—
Si	supérieur :	489	—	—
Do	—	520	—	—

A quoi bon cette enfilade de chiffres, dites-vous, Mademoiselle ? Vous allez le voir.

Tout d'abord remarquez qu'il vous suffit de multiplier ou de diviser l'un d'eux par 2, 3 ou 4 pour trouver le nombre de vibrations de la même note dans n'importe quel octave.

Mais ce n'est rien. Considérez un instant ces chiffres arides ; vous aurez tôt fait de remarquer qu'ils croissent très irrégulièrement ; les différences de l'un à l'autre sont les suivantes : 33, 33, 21, 44, 44, 54, 31. Qu'est-ce à dire, si ce n'est que les touches du piano correspondent d'une manière très fantaisiste et très irrégulière à l'échelle naturelle des sons, et que la gamme, par conséquent, est faite en dépit du bon sens ?

Cela est si vrai et si patent que dès les origines premières de la musique on a été obligé d'intercaler des notes accessoires entre les notes fondamentales pour boucher, pour ainsi dire, les trous du clavier ; et l'on a inventé les *bémols* et les *dièses* qui font de la transposition un casse-tête chinois, alors que cette opération est *acoustiquement* élémentaire ; et comme une complication en entraîne fatalement une autre, il a fallu *bécarrer* des notes diésées, afin de les faire rentrer dans le bon ton d'où elles tendent à s'échapper à chaque instant.

Du moment qu'un *do* est le résultat de 260 vibrations et qu'un nombre double de vibrations donne exactement la même note, mais plus *haute*, il ne restait qu'à fixer un certain nombre de points intermédiaires, *équidistants*, pour avoir une gamme irréprochable.

Mais voilà ! le dieu Pan, inventeur de la gamme, à ce qu'on dit, n'avait aucune notion des lois fondamentales de l'acoustique ; à peine eut-il coupé dans les roseaux et ajusté son paniflûte qu'il se mit à poursuivre la nymphe Echo de ses modulations plus ou moins harmonieuses ; elle eut beau témoigner son indifférence en se dérobant sans cesse à ces mélodiques assiduités, la gamme de Pan, limitée à six notes, fut considérée pendant toute l'antiquité comme représentant tous les sons musicaux humainement réalisables.

De fait, l'art musical est resté à l'état rudimentaire jusqu'à une époque relativement très rapprochée de nous ; les noms même des notes, *ut*, *ré*, *mi*, etc., ne remontent pas à plus de six à sept siècles, et, si vous ignorez l'origine de ces noms, laissez-moi vous la dire.

Chez les Grecs et les Romains on désignait les notes par des lettres, ainsi qu'on le fait encore en Allemagne, où l'octave commence logiquement avec le *la* qui s'appelle A ; le *si* porte le nom de B, *ut* s'appelle C, *ré* D, et ainsi de suite. Ce mode de notation fut usité dans l'Eglise primitive et pendant le Moyen-Age jusqu'au XIme siècle. A cette époque, un moine bénédictin, Guy d'Arezzo, remania l'échelle musicale et prit pour noms des six premières notes les premières syllabes de six mots appartenant à l'hymne latine qu'on chantait dans les églises en l'honneur de saint Jean. Voici cette hymne :

> *Ut* queant laxis
> *Re*sonare fibris
> *Mi*ra gestorum
> *Fa*muli tuorum.
> *Sol*ve polluti
> *La*bii reatum.
> Sancte Johannes.

Traduction libre : Afin que tes serviteurs — Puissent à pleins poumons — Faire retentir — Tes actions admirables, — Pardonne au pécheur — Sa lèvre impure — O saint Jean !

Vous remarquez que la note *si* ne paraît pas dans ce petit poème latin ; elle ne fut introduite dans la notation que beaucoup plus tard, en 1784, par le musicien français Lemoine. A sa place, Guy d'Arezzo laissa subsister l'ancienne appellation B qui comprenait deux sons musicaux : B *mol* et B *dur*, distants du *la* d'un ton et d'un demi-ton, et ainsi nommés parce que le premier forme, avec le *fa*, un son agréable, *mol*, et le second un son pénible, *dur* à l'oreille. De là l'origine du terme *bémol*.

Quant au nom de *do* il s'est peu à peu substitué à celui d'*ut* à cause du manque de sonorité de ce mot dans le solfége.

Ainsi, par tâtonnements, de pièces et de morceaux, au fur et à mesure que se développait le sens musical et peut-être l'oreille de l'homme, on a peu à peu établi un alphabet de la musique. Ce n'est que dans ce siècle que Favart, Lissajoux, Helmholtz, ayant réussi à compter les vibrations des sons, on s'aperçut des imperfections du système ancien, en même temps que l'on découvrait la raison d'être physique de la gamme, des accords et de l'harmonie.

Mais, quelque intérêt que puissent inspirer le dieu Pan, sa flûte, le *la* normal, les bémols, bécarres et autres chinoiseries de la notation musicale, laissons-là ces préliminaires et franchissons le seuil de l'organe que je désire explorer avec vous : l'oreille.

***

Pénétrons de suite dans cet antre, sans nous arrêter aux bagatelles de la porte, c'est-à-dire à l'entonnoir, au cornet, à la *conque* qui en borde l'ouverture pour mieux recueillir les sons et les canaliser tous vers le pertuis qui mène aux organes sensibles.

Nous voici dans un tunnel étroit, légèrement tortueux, ayant environ un centimètre de hauteur et autant de largeur, sur trois ou trois et demi de profondeur. Dès l'entrée nous cheminons sur un plancher revêtu d'un duvet touffu, quelquefois d'une véritable broussaille de poils vigoureux, qui, en arrêtant les poussières, nous protège de bien des infections.

La première moitié de ce conduit est tapissée de glandes qui secrètent une matière cireuse appelée *cérumen*. Si par des nettoyages mal exécutés cette matière est refoulée dans le fond du conduit, elle s'y accumule en un bouchon ; la surdité qui en résulte s'accompagne de bourdonnements, de vertiges et de troubles divers dont l'origine est rarement soupçonnée par les malades eux-mêmes.

A mi-chemin à peu près du tunnel, nous pénétrons dans le roc, c'est-à-dire dans l'*os temporal* ou *rocher ;* le calibre du conduit se rétrécit quelque peu, s'infléchit légèrement en bas et en arrière, et brusquement se trouve barré par une cloison qui surplombe vers nous : c'est le tympan.

Le regard du visiteur s'arrête là ; ainsi font les grains de poussière, les petites crottes et les petits insectes qui s'introduisent subrepticement dans ce canal où ne devraient pénétrer que les vibrations de l'air qui nous entoure; c'est assurément contre le tympan qu'était allée se loger « la bête à Maître Belhomme » dont les tragiques aventures nous ont été racontées par l'inoubliable Maupassant.

J'ai dit que le regard du visiteur s'arrête là ; ce n'est pas tout à fait exact. Le tympan étant en somme une peau de tambour très fine, on peut apercevoir par transparence une partie des choses qui sont de l'autre côté ; en l'examinant à une bonne lumière, on voit que sa partie supérieure et antérieure est traversée par une ligne ombrée assez nette. C'est le *manche du marteau*, une des branches du premier osselet de l'oreille.

Pour voir quelque chose de plus, il est indispensable de perforer le tympan et de passer de l'autre côté.

Supposons qu'un habitant de Lilliput se livre à cette exploration ; à l'instar d'un clown bondissant dans un cercle en papier, il crève le tambour et franchit l'obstacle. Le voici dans la *caisse*, c'est-à-dire dans une cavité pleine d'air, mesurant environ 15 millimètres de hauteur sur 6 de large et autant de profondeur ; supposons encore, pour la clarté de la description, qu'il soit entré dans l'oreille droite du sujet et qu'il tourne le dos au tympan qu'il vient de franchir. Voici ce qu'il verra ;

A ses pieds un plancher en contre-bas, creusé en

gouttière, sans issue pour les liquides qui viendraient à s'y accumuler.

Sur sa tête, un plafond extrêmement mince, qui présente même, chez l'enfant, de nombreuses fissures, et immédiatement au-dessus duquel se trouvent les enveloppes du cerveau ou *méninges*. Notre Lilliputien ne manquera pas de noter la facilité avec laquelle un incendie allumé dans le local où il se trouve (lisez : une *inflammation de la caisse)* pourrait se propager à l'étage supérieur, et cela lui expliquera la fréquence des méningites consécutives aux maladies de l'oreille chez l'enfant.

Continuant son inspection par la paroi qui est à sa droite, il y apercevra, tout en haut, un trou béant, par où arrive de temps à autre un léger courant d'air.

S'il prenait fantaisie à notre microscopique explorateur d'atteindre cette fenêtre et de la franchir, il s'engagerait dans un canal qui le conduirait, après un trajet de 3 ou 4 centimètres, en plein dans l'arrière-gorge du sujet, d'où une quinte de toux ou un éternument l'expulserait brutalement au dehors, soit par la bouche soit par le nez ; c'est la *trompe d'Eustache* qui lui aurait ainsi servi de voie de retour à l'air libre.

Mais notre imperceptible ami est resté prudemment où il était, le dos tourné au tympan ; il regarde à présent à sa gauche et découvre sur cette paroi une nouvelle fenêtre qui fait exactement pendant à l'orifice de la trompe d'Eustache. Celle-ci aboutit à une série de grottes d'antres, de cavernes creusées dans l'os ; ce sont les *cellules mastoïdiennes*.

Vous connaissez l'apophyse mastoïde ; c'est cette espèce de mamelon dur que nous avons juste derrière le lobule de l'oreille ; en dehors c'est de l'ivoire ; à l'intérieur c'est une éponge. Quand la suppuration de la caisse se propage vers ce tissu anfractueux, en contre-bas, inextensible, la vie du malade est en grand danger si l'on ne va pas à la recherche du foyer ; et pour cela le seul moyen est de prendre un joli petit vilebrequin armé d'une ravissante petite scie qu'on appelle couronne de trépan, grâce auquel on enlève une délicate rondelle de l'apophyse mastoïde ; on fait alors passer un macaroni en caoutchouc (que nous appelons *drain*), par les cellules mastoïdiennes dans la caisse, on le retire par le canal de l'oreille (le tympan est détruit depuis longtemps), et on lave copieusement.

La paroi de la caisse opposée au tympan présente plusieurs saillies et dépressions ; notons seulement deux orifices, la *fenêtre ovale* et la *fenêtre ronde*, l'une et l'autre fermées par une membrane, et conduisant au *vestibule* par où l'on a accès aux organes spéciaux préposés à l'audition.

Quant au mobilier de la caisse, il se compose des trois osselets dont les noms classiques sont connus de tous : le *marteau*, l'*enclume* et l'*étrier* ; le premier s'appuie au tympan, le dernier à la fenêtre ovale. Ils forment une chaîne osseuse ininterrompue qui ressemble assez dans son ensemble à cet os en forme de V que connaissent et apprécient tous ceux qui se piquent de savoir civilement ronger une carcasse de poulet.

Le manche du marteau étant solidement incrusté dans le tympan, et l'étrier étant tout aussi bien fixé à la fenêtre ovale, il en résulte que les moindres mouvements du tympan seront intégralement transmis à la fenêtre ovale ; sans cette intime et ingénieuse connexion, les vibrations seraient en parties atténuées, étouffées, comme elles le sont par une double porte ou une cloison creuse. Avec le dispositif ci-dessus décrit, rien ne se perd de ce qui va impressionner la région où nous allons pénétrer — l'oreille interne.

***

Il m'est arrivé, lorsque je visitais une ville qui ne m'était pas connue, de consacrer le meilleur de mon temps à parcourir et inspecter un seul édifice ou musée ; certes, j'avais du regret en partant, de n'avoir pas même entrevu des choses fort dignes d'attention, mais ce regret était mitigé par le plaisir de connaître à fond au moins une chose, ne fut-ce qu'un monument ou une salle de musée.

Connaître, ce n'est pas voir ; c'est regarder, étudier, approfondir.

Nous pénétrons à présent dans une des régions les plus intéressantes, dans un des organes les plus délicats de l'économie. Efforçons-nous de bien l'examiner et de bien nous rappeler ce que nous y verrons.

Avant d'avoir franchi le tympan nous étions dans cette partie de l'organe de l'ouïe que les chirurgiens désignent sous le nom d'oreille *externe ;* au-delà du tympan, c'est l'oreille *moyenne ;* en franchissant la fenêtre ronde ou la fenêtre ovale nous pénétrons dans l'oreille *interne*, appelée encore *labyrinthe*.

Pour se diriger dans ce nouveau domaine, le microscopique personnage qui nous servira encore de guide devra savoir nager, car tandis que l'air extérieur pénètre dans l'oreille moyenne, l'oreille interne est exactement remplie par un liquide qui baigne tous les organes que l'on y rencontre.

Notre guide (dont la taille ne devra pas excéder deux millimètres s'il doit passer partout) pénètre dans l'oreille interne (du côté droit si vous le voulez bien) par la fenêtre ovale, fermée ainsi que la fenêtre ronde par une membrane analogue au tympan. Il se trouve dans le *vestibule*, antichambre où s'ouvrent les orifices des deux organes essentiels de l'ouïe : les *canaux semi-circulaires* et le *limaçon ;* les premiers sont à gauche, le second devant lui et un peu à droite.

Passons à côté des canaux semi-circulaires et ne nous y arrêtons pas, non qu'ils manquent d'intérêt, mais nous n'avons pas de renseignements bien positifs sur leur fonction précise. Concourent-ils à l'audition proprement dite, ou bien leur orientation complexe a-t-elle pour but de nous renseigner sur la direction des sons ? Les savants inclinent vers cette dernière hypothèse ; mais, en réalité, on n'est pas bien fixé à ce sujet. Passons.

Voici le *limaçon*, ainsi nommé parce qu'il présente une structure tout à fait semblable à celle de la coquille du gastéropode ainsi dénommé. Mais au lieu d'un seul canal décrivant son involucre en hélice, le limaçon en présente deux ; l'une de ces rampes s'ouvre dans le vestibule où nous nous trouvons, c'est la rampe supérieure ou *vestibulaire ;* nous y pénétrons et commençons à gravir un plan incliné ; nous sommes dans une galerie qui, comme celles du Saint-Gothard,

> Tourne comme un rébus autour d'un mirliton,

mais qui diffère des tunnels en ceci, qu'elle devient plus étroite à mesure que nous avançons. Après avoir décrit cinq tours complets dans ce canal en tire-bouchon, nous voici parvenus au sommet. Vous croyez être arrivés à un cul-de-sac ? Erreur : le plancher s'interrompt, mais au-dessous de lui règne un autre couloir en hélice ; un petit saut d'un millimètre, et nous voilà dans la rampe inférieure, dite rampe *tympanique*, dont le plafond est constitué par le plancher de la galerie que nous venons de parcourir. Nous descendons le pas de vis en sens inverse, et parvenus au bas nous constatons que la galerie est bel et bien fermée par une cloison complète : c'est la fenêtre ronde, au-delà de laquelle se trouve la caisse ou oreille moyenne.

Puisque nous avons rencontré cet obstacle, revenons sur nos pas et examinons le contenu de la galerie que nous venons de parcourir rapidement, sans prêter attention à son mobilier. Ce mobilier est pourtant bien curieux.

Sur un tapis membraneux qui occupe la partie centrale du plancher, se trouvent juxtaposés une série d'objets que l'on a justement comparés à une collection de harpes à une seule corde. Un pilier presque vertical s'élève d'un côté ; de son sommet émane une fibre dont l'extrémité opposée va se fixer au plancher, à un dixième de millimètre environ du pied du pilier ; c'est la corde de la harpe. Chacun d'entre nous porte dans chacune de ses oreilles environ 3.000 petites harpes de ce genre ; les dimensions de ces harpes sont proportionnelles au calibre du canal où elles sont placées, de sorte qu'à mesure que l'on s'élève vers le sommet du limaçon, on rencontre des organes vibrants de plus en plus petits, des cordes tendues pouvant s'accorder avec des sons de plus en plus aigus.

L'ensemble de ces petites harpes porte le nom d'*organe de Corti*, du nom du médecin qui, le premier, en a décrit les éléments, et les filaments qui jouent le rôle de cordes des harpes s'appellent les *fibres de Corti*.

Pour terminer la description — très sommaire — de cet appareil, il me reste à dire que de la colonne centrale du limaçon émergent des faisceaux de filets nerveux provenant du nerf acoustique, lesquels filets prennent contact avec chacun des éléments vibratiles de l'organe de Corti.

Ces éléments étant au nombre de 3,000 et les sons perceptibles par l'homme comprenant environ 7 octaves, il en résulte que nous disposons à peu près de 400 fibres pour recueillir les notes d'un octave, soit 33 pour chaque demi-ton ; le pouvoir d'analyse des sons peut donc être porté très loin par une oreille normalement conformée et grâce à un exercice méthodique ; il est pour ainsi dire illimité.

***

Je vous entretenais tout à l'heure à propos d'audition, du piano et des chinoiseries de la notation musicale ; vous savez à présent que votre oreille contient un piano bien autrement parfait que celui des meilleurs fabricants, puisqu'il dispose de 400 cordes pour percevoir les sons de la gamme, distingués les uns des autres. dans un piano, par une douzaine de notes à peine.

Feu le général Poilloüe de Saint-Mars, dans un ordre du jour resté mémorable, a dit que le pied de l'homme avait été créé pour la pédale de la bicyclette ; le commun des mortels croyait jusque-là que les fabricants avaient modelé leurs bicyclettes d'après la conformation des extrémités humaines. Le jour viendra peut-être où quelque inventeur, s'inspirant non pas des conceptions transcendantes de l'excellent général, mais des idées plus pratiques qui doivent guider tout constructeur, s'inspirant aussi pour marier l'art à la science, d'une connaissance approfondie de l'acoustique et des organes qui président à l'audition, fera sortir du néant ou du chaos actuel le piano de l'avenir à 3,000 cordes, assorti au délicat récepteur que la nature nous a octroyé, susceptible de lui être comparé et digne de le charmer.

XXXII

Calomel.

Il y avait une fois un alchimiste qui s'appelait Hartmann ; il habitait une petite ville du fond de l'Allemagne et vivait retiré du monde au sein d'un peuple d'alambics, de matras et de cornues. Le hasard amena un jour chez Hartmann un jeune nègre dont l'histoire ne nous a pas conservé le nom authentique et qui cherchait à gagner honnêtement sa vie : notre alchimiste, ayant besoin d'un assistant pour récurer ses fioles, prit le nègre à son service, et du même coup lui imposa un nom de son choix ; le nègre était d'un beau noir ; il l'appela « Calomélas », du grec *kalos*, beau, et *mélas*, noir.

Et ceci se passait il y a près de trois cents ans.

Calomélas prit goût à l'alchimie ; il surveillait les alambics avec soin, chauffait les cornues avec sagacité et récurait les matras avec amour.

On connaissait à cette époque fort peu de composés mercuriels ; on avait le cinabre, sulfure de mercure naturel ; on avait obtenu un azotate de mercure en faisant bouillir du mercure dans de l'esprit de nitre (acide azotique) ; enfin, en traitant cet azotate, connu sous le nom de « remède de capucin », par le vitriol, on avait recueilli un sulfate de mercure encore dénommé parfois « turbith minéral ».

Hartmann eut un jour l'idée de mélanger ce sulfate à du sel de cuisine dans un alambic et de distiller le mélange. Calomélas fut chargé de surveiller l'opération ; il vit se déposer sur les parties froides de l'appareil une poudre blanche qu'il recueillit et présenta à son maître. Cette poudre différait beaucoup des ingrédients qui avaient servi à la préparer ; elle était blanche, fine, lourde, insoluble dans l'eau, insipide, peu toxique. C'était évidemment un composé nouveau.

A un composé nouveau, il faut un nom nouveau ; on chercha ce nom, mais sans succès, et la poudre fut désignée provisoirement sous le nom de « poudre de Calomélas ».

Le provisoire est rarement définitif en ce monde ; il semble toutefois qu'une infraction à cette règle doive se produire en ce qui concerne le nom du composé qui nous occupe. On l'a beaucoup étudié, analysé, expérimenté depuis trois siècles ; on l'a déclaré à l'état-civil de la chimie moderne sous les noms de protochlorure de mercure, de chlorure mercureux ; on l'a désigné encore par les appellatifs de mercure doux, de précipité blanc... Tous ces noms périclitent, s'effacent ; le seul qui subsiste dans la mémoire de tous est celui du beau nègre qui assista à la genèse première du composé. Calomélas gît, nègre estimable et oublié, dans un cimetière inconnu ; mais si son nom n'est inscrit sur aucune tombe, il orne les bocaux des apothicaires et il est gravé à tout jamais dans la mémoire des praticiens.

Quelqu'intérêt qui s'attache à ces hautes considérations historiques, passons à l'examen du corps qui nous occupe.

Le calomel est un composé résultant de la combinaison de deux atomes de chlore avec deux atomes de mercure ; on le prépare aujourd'hui en ajoutant du mercure au chlorure mercurique ou sublimé, qui contient moitié moins de mercure que le calomel, ce qui ne l'empêche pas d'être infiniment plus toxique. Cette opération donne des cristaux que l'on distille, ce qui a pour effet de purifier le produit et de le réduire en un état d'extrême division ; on obtient ainsi, comme feu Calomélas, une poudre blanche, très fine, très lourde, insipide, absolument insoluble dans l'eau.

Le calomel est un des médicaments qui ont les actions les plus variées, selon le mode d'emploi et la dose prescrite. C'est précisément cette variété d'action qui en fait un remède des plus précieux.

C'est un purgatif de premier ordre ; la plupart des bonbons, des tablettes, des biscuits purgatifs, sont à base de calomel ; son insipidité permet de le dissimuler dans la pâte de ces diverses confections et le rend ainsi très utile dans la médecine infantile. De plus, comme le calomel ne s'administre qu'à doses très faibles, on peut l'incorporer au lait, à la confiture, au miel, et tromper la méfiance des enfants les plus réfractaires aux drogues.

En même temps qu'un purgatif, c'est un désinfectant de premier ordre ; des traces de sublimé se forment au contact du calomel et des acides ou sels que contient le tube digestif, et ce sublimé produit sur place débarrasse admirablement l'intestin des fermentations plus ou moins infectes dont il peut être le siège.

C'est à ces propriétés évacuantes et antiseptiques

qu'il faut attribuer son utilité dans toutes les formes de dysentéries, mais plus particulièrement dans la dysentérie aiguë, dite des pays chauds, moins rare qu'on ne le croit dans nos régions. Je le tiens, dans cette affection, pour un remède héroïque ; mais, tout en le préconisant, je m'empresse d'ajouter que le mode d'administration, les doses, et même les associations avec d'autres médicaments varient beaucoup d'un cas à l'autre, et qu'il faudrait se garder de le prendre à l'aveuglette.

A ce groupe de propriétés se rattache l'action parasiticide du calomel, utilisée à l'intérieur contre les vers (tænia, lombrics, ascarides), à l'extérieur contre les parasites du cuir chevelu et de la peau (teigne, pelade, impetigo contagiosa, etc.).

On emploie encore avantageusement le calomel dans une foule de maladies générales ou locales, dans les maladies du foie, dans la méningite, dans la thérapeutique oculaire, dans la syphilis, même dans le rhumatisme et la pneumonie... Si d'autres agents lui sont préférables dans plusieurs de ces affections, il n'est pas moins vrai qu'avec le calomel seul on pourrait instituer un traitement rationnel et efficace de toutes ces maladies.

Si j'étais forcé, par quelque circonstance impossible, à réduire toute ma pharmacopée à trois médicaments, le calomel serait certainement l'un des trois.

XXXIII

L'Ipéca.

De tous les agents qui peuvent faire rebrousser chemin aux aliments, aucun n'est aussi sûr, aussi commode, et je dirai même aussi agréable que l'ipéca. Le mouvement inverse de l'acte de déglutation — mouvement que les médecins désignent par le gracieux qualificatif d'*antipéristaltique* — peut être la résultante de bien des causes, telles que : la découverte d'un cancrelat dans la salade, une indigestion, une promenade en mer, l'anémie cérébrale, la lecture de certains journaux, le chatouillement de l'arrière-gorge, sans omettre une foule de drogues, l'émétique, le sulfate de cuivre, l'apomorphine, etc., etc.

Ce qui précède revient à dire que la nausée peut être produite non seulement par des médicaments, mais aussi par des agents physiques et des impressions morales. L'emploi des agents physiques n'est pas toujours commode ou pratique ; il est malaisé, par exemple, de titiller la luette d'un enfant à qui ce jeu déplait, et une promenade en mer, au début d'une maladie, présenterait des inconvénients sur lesquels il est inutile d'insister. Quant aux impressions morales, il faut reconnaître que si elles sont effectives elles sont tout aussi infidèles ; le cancrelat découvert inopinément produira sur un grand nombre de personnes un effet louable, alors que, introduit de propos délibéré dans la salade et contemplé à loisir, il n'aura aucune action sur la tunique musculeuse de l'estomac.

Restent les drogues que messieurs les pharmaciens conservent dans leurs bocaux et dont la plus connue et la plus efficace est sans contredit l'ipéca.

C'est en 1638 que Piron et Marcgrav firent connaître ce remède en Europe ; ils en avaient observé les effets au Brésil, où les naturels tenaient la plante en haute estime et l'employaient dans une foule d'affections, mais surtout dans la dysentérie. Ces auteurs donnèrent à la plante le nom d'*ipécacuanha*, qui signifierait, en idiome brésilien « écorce de plante odorante rayée » ; ce n'est pourtant pas le nom local de la plante, car les Brésiliens l'appelaient *poaya*.

En 1672, l'ipéca commença à arriver en Europe et à pénétrer dans les officines d'où il ne sortait que sous forme de poudre impalpable et avec la qualité de remède ultra-secret. La sûreté, la promptitude de son action le firent bien vite remarquer. Helvetius s'en étant servi avec succès dans une maladie du Dauphin, Louis XIV acheta le secret du remède et rendit public ce qu'on en savait, c'est-à-dire que la poudre vomitive provenait de la racine d'une plante brésilienne. Mais de quelle plante s'agissait-il exactement ? Nul ne le sut jusque vers le commencement de ce siècle, époque où Brotero et Tussac décrivirent avec précision et minutie le végétal qui porte les noms distingués, mais peu harmonieux de *Uragoga Ipecacuanha* ou *Cephælis Ipecacuanha.*

C'est un petit arbrisseau trainant, avec plus de bois que de feuilles ou de fleurs, qui croît en buissons dans les forêts humides et sombres. Il appartient à la famille des Rubiacées où nous trouvons aussi la garance, le café et le quinquina. Soit dit en passant, cela montre combien des plantes de même famille peuvent différer par leurs propriétés médicinales.

La racine de ce buisson ne subit aucune autre préparation que le nettoyage, le séchage et la trituration ; la poudre d'ipéca est donc un produit aussi peu manipulé, aussi naturel que possible. Si cette considération doit le rehausser à vos yeux, vous pouvez lui accorder toute votre estime.

Il y a droit, d'ailleurs, à plus d'un titre, et toutes les mamans devraient en serrer précieusement quelques paquets dans leur armoire pour l'avoir toujours sous la main. Chose bizarre, il en est rarement ainsi. Les mamans ont une prédilection marquée pour les petites fioles qui contiennent de l'aconit, ou des sirops plus ou moins purgatifs, ou même du laudanum, toutes choses qui ne doivent être administrées qu'avec beaucoup de discernement ; si bébé est malade, le premier souci, la première idée de la maman, sera de le purger ; or, au début d'une foule de maladies, un purgatif peut faire du mal, peut gêner l'évolution d'une fièvre, peut congestionner des organes profonds ; un vomitif, au contraire, et en particulier l'ipéca, ne fera jamais de mal aux petits enfants *au début* d'une maladie quelconque ; le moindre bien qu'il puisse faire est de déblayer l'estomac ; or, au début de toute affection aiguë, la digestion s'arrête tout net et le contenu de l'estomac devient non seulement inutile, mais gênant ; le plus souvent, la nature se charge de l'éliminer ; si elle faillit à ce devoir, secondez-la, imitez-la, vous ne pécherez pas.

Souvenez-vous que l'ipéca, comme tous les vomitifs d'ailleurs, est en même temps le meilleur des expectorants ; son emploi est donc indiqué, non seulement dans les troubles du tube digestif mais aussi dans ceux de l'appareil respiratoire ; or, sur cent petits malades, il en est quatre-vingts pour le moins chez lesquels l'un ou l'autre de ces appareils est atteint. Il produit l'anémie du poumon et des bronches, action précieuse, grâce à laquelle il est possible d'atténuer, de dissiper même, une congestion pulmonaire à son début.

L'ipéca rend encore bien des services, et non des moindres, dans une foule d'affections, notamment dans la dysentérie, dans les hémorrhagies, dans la coqueluche, l'asthme, etc. Mais c'est l'affaire du médecin de le prescrire, s'il le juge à propos, au cours de ces maladies.

Ce qui est l'affaire des mamans, c'est d'en avoir toujours quelques paquets de deux ou trois décigrammes dans leur armoire ou dans leur cassette à médicaments ; si c'est le médecin qui le prescrit, le remède sera sous la main et l'on ne perdra pas de temps ; et si le médecin est loin et tarde à venir, si l'enfant a « mal au cœur », on ne risque jamais de commettre une faute grave en favorisant un mouvement que la nature seule, livrée à elle-même, réalise dans une foule de cas, et toujours sans l'ombre d'un danger.

XXXIV

Des Apéritifs.

Qu'est-ce qu'un apéritif ?

Un apéritif est une boisson qui a pour effet premier et immédiat de couper net l'appétit.

Cette définition ne se trouve ni dans l'« Académie » ni dans « Littré »; j'en revendique la paternité, mais en même temps j'en affirme l'exactitude rigoureuse.

Lorsque je considère le nombre effroyable de personnes qui, matin et soir, avalent les mixtures étranges décorées du nom d'apéritifs, lorsque je les vois, avant chaque repas, emplir leur tube digestif de liquides frelatés au moyen d'essences plus ou moins amères, et s'abreuver de liquides bitumineux, savonneux ou puréiformes, je me demande avec inquiétude s'il restera dans leur abdomen une aune vide pour y loger le repas devant lequel ils vont s'attabler.

Si l'on vous disait que pour faire du vin il faut remplir d'eau la cuve avant d'y mettre le raisin, vous ririez au nez de qui vous donnerait ce conseil ; vous comprenez fort bien que pour faire bouillir le moût, il faut un jus et des ferments concentrés, et que les noyer dans un torrent d'eau c'est vouloir faire tourner la cuvée.

Le simple bon sens devrait vous induire à penser que votre suc gastrique exige les mêmes attentions que le ferment de la grappe, et que l'absorption d'une potée de liquide avant le repas ne peut qu'entraver les fonctions digestives.

Ce raisonnement ne vous convainc pas ? — Faites mieux qu'un raisonnement, faites une expérience : privez-vous pendant huit jours seulement de tout apéritif ; vous me donnerez ensuite, de votre appétit, de bonnes nouvelles.

Si les apéritifs dilués dans des flots de liquide n'avaient d'autre effet que de détruire l'appétit et d'entraver la digestion, ce serait un mal relativement minime. Malheureusement, il n'est pas de drogues plus malsaines, plus délétères pour l'organisme en général et pour le système nerveux en particulier, que les amers, que les apéritifs.

De ce que l'intoxication n'a pas encore abouti chez vous à ses manifestations ultimes et bruyantes, aux cauchemars, à la trépidation, au *delirium tremens*, aux attaques épileptiformes, à la paralysie, ne croyez pas que vous soyez exempt de ses atteintes. Il me suffirait de cinq minutes d'examen, très superficiel, pour les découvrir chez vous, oui, chez vous, Monsieur le buveur d'apéritifs. Votre sensibilité douloureuse est notablement troublée ; le réflexe plantaire est exagéré : le plus léger chatouillement de la plante du pied est insupportable ; la moindre pression au niveau de l'estomac est pénible et détermine des contractures générales; au lit, le soir, des fourmillements, des picotements, des impatiences dans les pieds et les jambes troublent votre repos ; au réveil, le matin, vous avez la pituite, et vous voilà toussant, expectorant, régurgitant pendant plusieurs heures avant d'avoir repris votre état normal.

Le moindre de ces accidents est un signe manifeste d'intoxication. Comment pourrait-il en être autrement, étant donnée la nature toxique des essences que vous absorbez ?

Ne me dites pas : Je prends ceci, qui est un produit honnête, et non cela, qui est mauvais. Tous les produits débités sous le nom d'apéritif sont mauvais presque également : le meilleur est simplement infect ; la seule différence qu'il y ait entre l'un et l'autre, c'est que leurs effets sont plus ou moins précoces ou plus ou moins tardifs ; à ce point de vue, on peut les ranger suivant un ordre dans lequel l'amer Picon vient en tête de liste et l'absinthe en queue ; si on envisage la durée et l'étendue des troubles, c'est l'ordre inverse qui s'impose.

Dans un tableau-statistique (basé sur les recettes d'octroi) que j'ai sous les yeux, je vois qu'en sept années, de 1885 à 1892, la consommation de l'absinthe en France a tout simplement doublé ; pour Paris, elle a plus que doublé ; de 57,732 hectolitres, elle a passé à 129,670 ; en 1896 elle a dépassé (pour Paris seulement) 175,000 hectolitres.

Il y a dans ces chiffres quelque chose d'aussi abrutissant que l'absinthe elle-même. On se demande s'il n'est pas au-dessus des forces humaines de lutter contre l'invasion d'un fléau qui gagne chaque jour autant de terrain et dont les victimes font regorger les hôpitaux et asiles d'aliénés.

Que faire? Les moyens ne feraient pas défaut ; ce qui manque, c'est la volonté ; la volonté chez le gouverné d'abord et chez le gouvernant ensuite. Comme il y va tout simplement de la vie de la nation, peut-être un jour électeurs et élus penseront-ils que ce problème d'hygiène mérite qu'on le résolve.

Ce que l'on veut dans cet ordre de faits, on le peut. L'Angleterre, autrement menacée que nous il y a quinze ans, est en train d'opérer ce miracle : la suppression de l'alcoolisme. Il y a une dizaine d'années, on voyait encore à Londres, le samedi soir surtout, un très grand nombre d'alcooliques ivres-morts dans les rues, aux portes des bars, dans les bars. Récemment, étant à Londres, c'est en vain que j'ai voulu montrer ce spectacle à un compagnon de voyage.

Comment cela s'est-il fait ? — De la façon la plus simple du monde.

Un certain nombre de capitalistes, de négociants, parmi lesquels beaucoup de banquiers et d'assureurs, se sont aperçus que l'alcoolisme nuisait à leurs affaires (chose aisée à démontrer) et ont décidé de lui faire la guerre ; la guerre commerciale, c'est la concurrence, dans laquelle le plus faible succombe forcément.

Il fallait donc faire concurrence à l'alcool c'est-à-dire aux innombrables débitants de Londres. A cet effet on réunit une armée de plusieurs millions, non de francs, mais de livres sterling. Il fut convenu (les Anglais sont toujours pratiques) que ce capital rendrait un intérêt, mais un intérêt minime, le 2 °/₀ je crois, et serait employé à créer et à exploiter d'innombrables restaurants à bon marché.

Grâce au capital investi dans l'affaire, grâce à l'extension que celle-ci prit d'emblée, la société pût acquérir les denrées dont elle avait besoin à un prix « défiant toute concurrence ». Elle acheta des troupeaux de bœufs dans l'Amérique du Sud, des milliers de moutons en Australie, des millions de poulets à Constantinople ; elle eût sa flotte de steamers, pour aller chercher au plus bas prix de transport les denrées alimentaires sur le point du globe où elles sont livrées dans les meilleures conditions.

Qu'en est-il résulté? Il en est résulté que l'on peut aujourd'hui, dans n'importe quel quartier et presque dans chaque rue de Londres, trouver un restaurant où l'on peut faire un *excellent* déjeuner moyennant 0,50 ou 0,60 centimes. Nul ne peut lutter contre une concurrence organisée d'une manière aussi puissante ; aussi la clientèle des mastroquets a-t-elle émigré vers les restaurants à bon marché, et un très grand nombre de débitants ont-ils fait faillite.

Ce que l'on veut, on le peut.

XXXV

Oxyde de Carbone.

Connaissez-vous, Madame, l'oxyde de carbone ? — Vous en avez entendu parler. C'est quelque chose, mais c'est peu. J'ai entendu parler du chinois, mais il s'en faut de beaucoup que je le connaisse. Permettez-moi de vous présenter l'oxyde de carbone, qui vaut la peine d'être connu ; non pas que sa fréquentation soit agréable, tout au contraire ; c'est un ennemi caché qu'il faut connaître uniquement pour se méfier de lui, pour déjouer ses ruses et l'écarter de notre demeure.

Ses origines et sa parenté ne nous donnent sur ses vertus aucune notion précise. Il naît de la combinaison d'un atome de carbone avec un atome d'oxygène ; ces deux corps sont non seulement inoffensifs, mais utiles, indispensables à notre organisme, et *à priori*, rien ne peut nous faire soupçonner qu'un composé de ces deux substances puisse être un agent d'une perfidie extrême. Il en est ainsi, cependant, et c'est même une loi générale de la chimie que les propriétés des éléments constitutifs d'un composé ne peuvent en rien faire préjuger les propriétés du composé lui-même. Ainsi le carbone, l'azote et l'hydrogène, corps inoffensifs, forment par leur combinaison l'acide prussique, dont l'absorption est loin d'être hygiénique, vous le savez aussi bien que moi. Ainsi le carbone et l'oxygène, ces corps mêmes qui forment l'oxyde de carbone, donnent naissance à l'acide carbonique, qui, bien que ne différant de son cousin germain l'oxyde de carbone que par un atome d'oxygène en plus, a des propriétés tout autres et infiniment moins dangereuses.

L'oxyde de carbone prend naissance dans nos foyers dès que le charbon est en excès ; c'est lui que vous voyez brûler avec une jolie flamme bleue dans les potagers de votre cuisine lorsque la combustion n'a pas encore gagné toute la masse de charbon de bois. Il se forme aussi par la décomposition de l'acide carbonique au contact du fer rouge, au contact par exemple de ces petits poëles en fonte des repasseuses que l'on porte volontiers au rouge-cerise. On peut le produire encore par d'autres procédés, mais ceux-là ne sont pas d'une pratique courante ; on ne les réalise qu'en s'y appliquant avec soin, et je ne veux vous parler que de ceux où l'on peut fabriquer ce gaz sans s'en douter.

Retenez donc, je vous prie, ceci : chaque fois que du feu est allumé dans du charbon en excès ou dans du fer porté au rouge, il se forme de l'oxyde de carbone.

Si ce feu brûle dans une cheminée dont le tirage est actif et régulier, si tous les gaz provenant de la combustion sont lancés vers les nuages, c'est parfait ; mais dans la pratique, cette perfection est rarement réalisée. C'est le contraire que l'on voit le plus souvent.

L'oxyde de carbone est d'autant plus perfide que rien ne décèle sa présence, car il n'a ni couleur, ni odeur, ni saveur. De plus, son poids est presque identique à celui de l'air ; il ne monte pas au plafond comme le gaz d'éclairage ; il ne s'accumule pas sur le parquet comme l'acide carbonique ; il se mélange intimement à l'air que nous respirons et pénètre avec lui dans nos poumons et dans notre sang.

Les globules du sang sont chargés d'une matière colorante, l'hémoglobine, qui donne au sang sa couleur. Cette hémoglobine fixe l'oxygène de l'air, mais fixe avec tout autant d'avidité l'oxyde de carbone ; or, un globule chargé d'oxyde de carbone est un globule mort, et chaque fois que nous inspirons quelques grammes de ce gaz, nous tuons quelques milliers de millions de globules rouges. Dans ce peuple d'éléments qui nous fait vivre, l'oxyde de carbone ne crée pas des malades, des incapacités temporaires ; il anéantit tout ce qu'il touche, car le globule oxycarboné est un globule mort. De là vient que l'anémie des repasseuses et des cuisiniers est exceptionnellement grave.

Vous vous pénétrerez, Madame, je l'espère, de ces vérités et vous en tirerez aisément les applications pratiques. Non seulement vous bannirez absolument de votre maison les foyers brûlant à l'air libre, mais vous veillerez de près à ce que *tous* les foyers aient un tuyau d'échappement et un tirage convenable. Les foyers dont il faut surtout se méfier sont ceux qui ne donnent pas de fumée, comme les poëles à gaz, ou ceux qui en donnent peu, comme les Choubersky.

Si j'étais Sultan, ou seulement Pacha à trois

queues, je nommerais un inspecteur général des appareils de chauffage et lui ordonnerais de pénétrer dans toutes les demeures et de verbaliser vertement contre les détenteurs de poêles brûlant à l'air libre.

Mais je n'ai rien du Pacha, encore moins du Sultan, et ne m'honore, Madame, que d'être votre humble serviteur.

XXXVI

L'Éponge.

Autant il est vrai, Madame, que vous êtes placée au sommet de l'échelle des êtres, autant il est vrai que l'éponge en occupe l'extrême degré inférieur.

Dans les traités d'histoire naturelle, le chapitre relatif aux Spongiaires s'intercale entre celui qui est consacré aux Protozoaires et celui des Polypes. Les Amibes, les Noctiluques, les Cercomonades, les Paramécies et autres infusoires, organismes élémentaires composés d'une cellule et de quelques cils vibratiles, dépourvus de tube digestif, de système nerveux, d'organe respiratoire et de sens, forment le groupe des Protozoaires. Plus loin, on trouve les Hydres qui possèdent une bouche s'ouvrant dans un rudiment de tube digestif en doigt de gant ; le Corail (du grec *koréô*, j'orne, d'où vient aussi le mot *décorer*), le Corail qui possède huit petites pattes, une bouche et un semblant d'estomac ; le Rhizostome ou bouche-racine, en forme d'ombrelle et à consistance d'empois, pourvu d'une cavité digestive, d'organes de reproduction, et qui présente le bizarre phénomène de la génération alternante par laquelle le fils ne ressemble jamais au père, mais toujours au grand-père.

Entre le groupe, dis-je, des Protozoaires et celui des Polypes, prennent place les Eponges. Encore les naturalistes leur font-ils peut-être trop d'honneur, car au point de vue de l'organisation, des fonctions nutritives et autres, les Eponges ne diffèrent pas beaucoup de ces petites masses gélatineuses sans forme définie que l'on trouve dans l'eau de mer et qu'on appelle des Amibes. Elles n'en diffèrent même pas du tout à leur naissance.

Quand on examine au printemps, avec beaucoup de soin, le tissu d'une éponge vivante, on y distingue çà et là de petits points translucides ; ils deviennent peu à peu opaques et tranchent alors nettement sur le tissu glutineux de leur mère ; d'abord sphériques, ils deviennent peu à peu elliptiques, font saillie sur leur support et se garnissent de cils vibratiles ; leur base se rétrécit, s'allonge, se *pédiculise* comme on dit ; ils se balancent dans l'eau ; un beau matin le pédicule se romp, et l'animal s'échappe en nageant. Sa liberté n'est pas de longue durée. En quelques jours l'une de ses extrémités se garnit d'expansions dont il se sert pour se fixer au premier rocher venu, sur lequel il se moule. Il se développe (il n'avait guère, jusque-là, qu'un millimètre de diamètre) ; il fabrique un tissu résistant, composé de fibres entrelacées formant un feutrage percé d'un nombre infini de cavités ; toutes ces cavités se tapissent de cellules gélatineuses, émises en bourgeons par le premier individu, et le squelette fibreux se consolide par des dépôts calcaires, cristaux réguliers qu'on appelle *spécules*.

Pendant des années, pendant des siècles, ces phénomènes vitaux suivent leurs cours dans les profondeurs obscures des mers; sur les côtes de Syrie, dans l'Archipel grec, ils sont, de loin en loin brusquement interrompus par un plongeur qui, de son couteau, détache l'animal et l'enfouit dans un sac.

Amenée à la lumière, l'éponge, après avoir été foulée aux pieds pendant longtemps sur un lit de sable, battue avec un large maillet, lavée à grande eau, rebattue, débarrassée des parties calcaires par l'acide chlorhydrique étendu, relavée, blanchie au soleil ou à l'acide sulfureux, l'éponge est finalement livrée au public.

Si l'éponge était infiniment plus commune qu'elle ne l'est, si elle ne valait pas plus qu'un chiffon, si, après s'en être servi et l'avoir souillée, on la jetait au feu, l'éponge mériterait peut-être le crédit dont elle jouit; elle honorerait votre cabinet de toilette, elle serait même digne d'entrer en contact avec votre épiderme. Malheureusement l'éponge a trois défauts : elle se salit facilement, se nettoie très difficilement et se remplace rarement.

Faite d'une matière animale, poreuse à l'infini, hygroscopique autant que possible, elle constitue un admirable milieu de culture pour toutes les moisissures, tous les microbes, champignons, spores et autres germes que, par sa fonction, elle est destinée à recueillir, sous prétexte de les écarter.

Veut-on la nettoyer ? L'eau bouillante, l'eau chaude même, est funeste à son tissu et les acides énergiques la mettent hors de service, ainsi que la plupart des désinfectants puissants.

De temps à autre, on trouve dans les journaux un procédé « pratique » pour nettoyer les éponges; l'un consiste en un rinçage à l'ammoniaque; l'autre préconise le jus de citron. Pure frime que tout cela. Mettez-vous dans l'esprit Madame, que le nettoyage d'une éponge est un travail très délicat, très long et très incertain.

Si vous vouliez le mener à bien, il faudrait d'abord débarrasser l'éponge des parties terreuses ou calcaires qui l'ont envahie, et pour cela, la battre au maillet, dans un linge, à sec, puis la plonger dans l'eau bouillie contenant 5 °/o d'acide chlorhydrique: elle doit y séjourner deux heures ; puis vient un grand rinçage à l'eau bouillie, suivi d'immersion pendant une demi-heure dans une solution de permanganate de potasse à 2 °/oo. Nouveau rinçage plus large encore que le premier. Après cela, on plonge l'éponge dans un bain de bisulfite de soude à 10 °/oo, auquel on ajoute peu à peu quelques gouttes d'acide chlorhydrique ; l'acide sulfureux naissant qui se forme désinfecte l'éponge et la blanchit ; quand elle sort de là, elle est à peu près propre.

Je ne vous engage pas à employer ce procédé, d'abord parce que je doute que vous en ayez le loisir et ensuite parce que, si compliqué soit-il, il n'est pas certain qu'il soit absolument efficace.

Le conseil que je vous donne est plus radical : supprimez l'éponge. En tout cas, si vous l'admettez dans votre cabinet de toilette, qu'elle ne serve qu'à éponger et non à nettoyer.

Elle est commode surtout pour une large affusion ; elle ne doit jamais servir à nettoyer ; c'est à la brosse, à la serviette, au savon, qu'est dévolu ce rôle. Surtout que jamais une éponge ne touche vos yeux ; pour cet organe délicat, servez-vous exclusivement de coton hydrophile, ou mieux encore de coton boriqué.

Quant à l'éponge admise dans l'intimité de votre cabinet, vous aurez soin de ne jamais l'enfermer soit dans un tiroir, soit dans un bol, soit surtout dans une de ces poches imperméables aussi absurdes qu'inélégantes. Rincez-la soigneusement, exprimez-la fortement et suspendez-la pour qu'elle sèche au plus vite. Profitez de toute belle journée pour lui faire prendre un bain de soleil aussi long que possible ; le soleil purifie tout, et, si l'on pouvait le mettre en bouteille, peut-être ne voudrions-nous pas entendre parler d'un autre antiseptique.

XXXVII

Les Ongles.

Le prince Charmant, dit un conte, s'éprit un jour éperdûment d'une princesse sur le vu d'un de ses ongles. Un sortilège avait enlaidi la princesse ; mais le mauvais génie avait négligé d'harmoniser dans la laideur les extrémités de la victime, et ce fut à ce vestige de sa beauté passée qu'elle dut de conquérir le cœur du prince et de recouvrer sa grâce première. Il lui suffit de passer l'extrémité d'un doigt par un trou ménagé dans la porte de sa prison pour révéler à son adorateur la supériorité de sa race et la délicatesse de sa beauté voilée.

L'auteur de ce conte — j'oublie son nom — avait sans doute longuement observé les ongles des hommes, — et des dames. Il avait remarqué ce fait, que les plaques cornées qui recouvrent la dernière phalange des doigts et des orteils, sont très souvent un abrégé de la personne toute entière. L'ongle peut révéler non seulement les habitudes et la profession, mais parfois le caractère même du sujet ; il est souvent pour le médecin un indice précieux des maladies passées, du tempérament actuel, des affections à craindre dans l'avenir.

Je ne citerai que pour mémoire quelques-unes des professions qui entraînent une forme ou une coloration caractéristique des ongles : les ébénistes ont les ongles d'un brun noirâtre, les photographes brun acajou, les tanneurs rouge sombre, les ouvriers en tabac jaune brun ; l'ongle fendu, même divisé dans toute sa longueur, n'est pas l'apanage exclusif du diable, il se rencontre aussi chez les polisseurs sur métaux et chez les teinturiers ; l'usure extrême, tantôt de tous les ongles, tantôt de quelques-uns, est spécial aux blanchisseuses de gros, aux ouvrières en dentelles, aux horlogers, aux paqueteurs-plieurs, etc.. Il serait trop long de poursuivre cette énumération.

Mais en dehors des déformations professionnelles proprement dites, l'ongle présente un aspect infiniment variable qui se rattache tout d'abord à la constitution et à l'état de santé du sujet. Hippocrate avait déjà signalé l'ongle en griffe chez les tuberculeux ; en même temps que la dernière phalange s'hypertrophie, l'ongle s'incurve et s'épaissit, donnant aux doigts l'aspect que nous appelons « hippocratique » ; et si tous les tuberculeux n'ont pas les doigts hippocratiques, tous ceux qui ont les doigts hippocratiques sont tuberculeux.

La chlorose rend les ongles minces et flexibles ; l'arthritisme les strie et les rend cassants. Une foule de maladies aiguës, telles que la fièvre typhoïde, la rougeole, la scarlatine, la pneumonie, marquent leur passage par une ligne blanche ou un sillon transversal, dont l'épaisseur correspond à la durée et à l'intensité de la maladie et dont l'éloignement de la racine marque le temps qui s'est écoulé depuis l'affection. Tout cela est sujet à variations très marquées, à exceptions même, mais la règle n'en subsiste pas moins.

Au cours de certaines maladies fébriles, l'observation des ongles peut renseigner très utilement le médecin sur l'état du cœur et des vaisseaux ; la fatigue du système circulatoire se traduit, dans bien des cas, avant même d'atteindre le cœur, par une paralysie des petits vaisseaux capillaires ; à chaque pulsation du cœur, ils se laissent distendre, ayant perdu leur tonicité naturelle ; si l'on observe les doigts d'une personne dont le cœur menace de fléchir, on voit les ongles changer de teinte à chaque pulsation ; la transparence de la lame cornée unguéale permet d'observer très bien ce phénomène, qui est un indice précieux tant pour le pronostic que pour le traitement.

Tous ces faits sont connus ; mais, pour moi, je vais plus loin, et je crois que l'ongle décèle souvent, non seulement la constitution, mais aussi, dans une certaine mesure, le caractère de la personne ; des ongles négligés et surtout « en deuil » indiquent assurément un faible respect de soi-même ; un ongle démesurément long, cultivé et conservé comme un végétal rare, ne va guère sans présomption, suffisance ou fatuité ; l'artiste véritable, quelle que soit sa sphère d'activité, soigne sa main comme le bon ouvrier soigne ses outils, et ses ongles sont impeccables. Bien des particularités encore sont révélées par la tenue des doigts, mais passons... car ces considérations m'entraineraient trop loin, et j'ai quelques conseils à donner aux dames.

Les ciseaux ne doivent intervenir dans la toilette des ongles que tout à fait exceptionnellement ; une dame soigneuse de sa main ne se servira que de la lime, mais s'en servira chaque matin.

Si les ciseaux doivent être employés, ils ne

le seront qu'*après* savonnage et brossage à l'eau chaude.

Les ongles seront toujours tenus égaux de longueur et généralement courts ; mais la forme du bord libre est commandée par la forme générale de la main ; l'ongle taillé légèrement en bec sied à une belle main, mais ne fait qu'attirer l'attention sur une main commune ; une taille modeste, sévère même, sied mieux à celle ci.

Les ongles des orteils doivent être coupés au moins une fois par semaine, chez l'enfant comme chez l'adulte. Il faut les couper carrément, sans chercher à en arrondir les angles, ce qui a pour effet de les faire pénétrer sous les chairs. Cet accident n'arrive, du reste, que par l'usage de chaussures trop étroites du bout ; aussi les mamans ne sauraient-elles apporter trop d'attention à la chaussure des enfants.

Le soulier a pour objet de protéger le pied et de le soutenir *pendant la marche*. Or, chaque fois que vous entrez chez un cordonnier et le priez de prendre mesure pour une paire de chaussures, vous pouvez remarquer qu'il ne manque pas de vous dire : « Veuillez vous asseoir ». Il devrait dire : « Veuillez vous déchausser et vous tenir debout », et prendre les dimensions du pied portant le poids du corps, dimensions qui sont tout autres que celles du pied levé. Si votre cordonnier est intelligent, faites-lui part de cette observation ; il n'est pas impossible qu'il en saisisse la justesse, car je l'ai présentée à un très grand nombre de cordonniers et j'en connais deux qui en ont été frappés et qui font des souliers qui dénotent un certain bon sens.

C'est l'ongle du gros orteil qui s'incarne le plus facilement, aussi faut-il veiller soigneusement à sa propreté et à sa forme, et le tailler carrément en ligne droite, jamais en suivant la convexité du doigt. S'il y a tendance à l'inflammation des bourrelets, il faut :

1° Tailler l'ongle aussi court que possible *au centre*, sans rogner les parties latérales ;

2° User la partie centrale en la grattant avec un morceau de verre ;

3° Introduire sous la partie latérale un brin de tarlatane au sublimé qui soulève l'ongle en abaissant le bourrelet correspondant ;

4° Veiller minutieusement à l'extrême propreté de toute la région.

Par ces soins on peut guérir l'ongle incarné lorsque l'affection n'est pas très avancée. Mais si la lésion est ancienne et très accentuée, il convient d'appliquer le remède radical qui est l'extirpation de l'ongle ; cette opération se fait rapidement, sans danger, et grâce à l'anesthésie locale, sans douleur. Les opérés se doutent à peine que c'est, pour le chirurgien, une des plus désagréables qu'il lui arrive de pratiquer.

Enfin, je signale pour terminer un moyen d'éviter l'ongle incarné ; il consiste à entrer dans l'Ordre des Carmes déchaussés ; il est en effet avéré que cet Ordre jouit, à cet égard, d'une immunité absolue.

XXXVIII

Le Thé.

Pour le botaniste, le thé est un arbuste de la famille des Ternstroemiacées (retenez le nom si vous le pouvez et placez-le dans la conversation si vous l'osez), un arbuste, dis-je, de la taille d'un joli rosier, et qui paraît être originaire de l'Annam. Il bourgeonne chaque année et l'on récolte ses feuilles de février à juin. Si l'on fait sécher les feuilles rapidement, aussitôt après la cueillette, on obtient le thé vert, âcre, amer et très excitant ; le plus souvent, on laisse les feuilles fraîches en tas ; elles subissent alors un commencement de fermentation qui leur fait perdre leur couleur et qui modifie leur qualité ; on les dessèche ensuite dans des vases métalliques peu profonds et légèrement chauffés, et quand elles ont perdu presque toute leur eau, on les roule dans la main, ce qui leur communique la forme que nous leur connaissons.

Quelques voyageurs facétieux ont prétendu que les Chinois ne nous expédient que du thé ayant déjà servi à leurs propres libations ; c'est là un racontar dénué de tout fondement.

Comme tout ce qui est chinois, l'usage du thé « remonte à la plus haute antiquité ». En Europe, cette plante fut importée par Tulpius d'Amsterdam en 1641 ; elle était appréciée en France dès 1656, car Gui Patin raille Mazarin de vouloir se guérir de la goutte par l'usage du thé, qu'il qualifie d'« impertinente nouveauté ». En 1666, on consommait en Angleterre environ une centaine de livres de thé ; un siècle plus tard, la consommation atteignait 180 millions de livres, et en 1883 elle dépassait 600 millions.

La feuille de thé desséchée contient toutes sortes de choses : des résines, des huiles essentielles, du tannin, mais surtout de la caféine ; elle contient *deux fois plus* de caféine que le café lui-même. Ainsi une tasse de thé obtenue par l'infusion de 10 grammes de thé est deux fois plus toxique qu'une tasse de café faite avec le même poids de café.

Toxique ? — Oui, toxique. La caféine, comme la quinine, comme la cocaïne et la morphine, comme tous les principes actifs des végétaux, est un agent qu'il faut administrer avec circonspection et à doses modérées.

Je m'empresse d'ajouter que les doses de caféine contenues dans une série de tasses de thé sont des doses très modérées. Cependant, la répétition fréquente de ces doses, même modérées, donne souvent lieu à des troubles qui dénotent une intoxication : palpitations, vertiges, nervosisme, insomnie, démangeaisons, etc., etc.

D'ailleurs, si le thé n'était pas un poison (dans le sens médical de ce terme), nous n'en serions pas si friands et il ne jouirait pas de la vogue dont il jouit. Que recherchons-nous, à le bien considérer, dans les stimulants de toutes sortes que nous absorbons : thé, café, tabac, vin, alcool ? Nous recherchons l'effet toxique à ses débuts, la surexcitation passagère des centres nerveux que produisent à coup sûr tous les poisons introduits dans l'organisme à faibles doses ; si nous ne poussons pas jusqu'à la stupéfaction de ces centres, nous nous tenons pour modérés et sobres ; si nous allons plus loin, nous tombons dans l'abus et l'intempérance : nous péchons contre nous-mêmes en buvant du thé, aussi gravement qu'en abusant du tabac, du vin ou de tout autre bienfait de la Providence.

Péchons donc avec discernement et avec modération, — j'allais dire avec sagesse, — et, à cette fin, laissez-moi vous exposer le véritable procédé pour faire le thé, ce que Brillat-Savarin eût appelé la « Manière officielle de préparer le thé », s'il eût daigné consacrer à cette confection un chapitre de son ouvrage magistral.

C'est ici, je vous le confie, le produit de longues observations, de profondes méditations et de savantes recherches ; ce n'est qu'après avoir fréquenté l'école chinoise et l'école anglaise, qu'après avoir étudié les méthodes et analysé les systèmes que je suis arrivé aux conclusions suivantes, que je pose comme autant de dogmes :

1° Il faut, pour faire le thé, du thé, de l'eau bouillante, *deux* théières en faïence ou en terraille et un capuchon ;

2° Les théières seront chauffées *à sec*, devant le foyer, ou sur celui-ci, pendant que l'eau sera sur le feu ;

3° Quand l'eau sera en ébullition, vous introduirez le thé dans une des théières ;

4° Vous en introduirez autant de cuillerées à café que vous comptez servir de tasses, plus une ;

5° Vous couvrirez la théière et attendrez trente secondes ;

6° Vous remplirez la théière d'eau bouillante et la placerez sous le capuchon ;

7° Vous attendrez quatre minutes ;

8° Vous verserez alors l'infusion soit dans les tasses, soit (si le thé doit attendre), dans la seconde théière, vide et brûlante, que vous recouvrirez du capuchon.

En procédant autrement, en versant à la ronde le produit d'une infusion prolongée, foncée en couleur, âcre de goût et chargée des principes les plus nuisibles de la feuille, vous commettriez une de ces coupables erreurs qui confinent à la faute lourde.

Pour ce qui est d'ajouter de l'eau bouillante à une théière à moitié vidée ou d'utiliser les feuilles déjà infusées, j'aime à croire que vous vous abstenez d'ores et déjà de ces actes, qui sont pires que des méfaits, qui sont des hérésies.

Tous les bons esprits sont d'accord sur ce point : il n'y a pas deux manières de bien faire le thé ; il n'y en a qu'une : c'est celle que j'ai indiquée. Il faut s'y conformer sans faiblesses, sans transactions, sans concessions, sans observations.

Sur ce sujet, je dirai avec Shakespeare : « Je suis oracle, Monsieur ; et quand j'ouvre mes lèvres, que nul chien n'aboie ».

... I am, Sir, oracle ;
And, when I open my lips, let no dog bark.

XXXIX

Vieillesse.

Si l'on en croit un proverbe allemand « vieillir est grâce divine, rester jeune est art humain ».

Il y a toujours une part de vérité dans les proverbes ; celui que je viens de citer ne contiendrait-il qu'une critique adressée aux esprits chagrins qui veulent à tout prix que le vieillard soit morose. encore serait-il de ceux qui méritent d'être retenus. Mais en considérant la chose de près, je tiens l'auteur obscur du proverbe pour un précurseur. pour un prophète, et je ne suis pas éloigné de croire que l' « art humain » puisse un jour parvenir, sinon à supprimer la sénilité, du moins à atténuer les outrages dont le temps accable notre pauvre corps.

Vous connaissez tous ce tableau, cher aux auberges de village, qui représente les différents âges de la vie. Sur une pyramide à échelons. on voit s'étayer un bébé. un gamin. un jeune homme, un fiancé ; un robuste gaillard domine le tout, et à droite commence la dégringolade qui aboutit au vieillard caduc guetté par la camarde.

Cette conception de la vie a été pendant longtemps celle des physiologistes ; à dire vrai c'est une comparaison ou une figure beaucoup plus qu'une explication. Ce qu'il importait de savoir, c'est pourquoi nous cessons, à un moment donné, de croître en stature, en force, en intelligence, alors que les conditions ambiantes demeurent aussi bonnes, parfois même deviennent meilleures.

La première explication que l'on ait tentée, a consisté à attribuer la déchéance graduelle de l'homme à l'usure progressive de ses organes. Mais lorsque l'on apprit que notre substance est constamment rajeunie par un renouvellement continu de nos cellules, lorsqu'il devint avéré qu'en une période relativement courte, huit à dix années au plus, notre squelette lui-même était refait à nouveau et de toutes pièces, on s'aperçut que la théorie de l'usure laissait quelque peu à désirer ; qu'une machine cesse de tourner parce que le piston, peu à peu rodé dans le cylindre, finit par avoir trop de jeu, cela se conçoit ; mais si le piston et tous les organes de la machine sont renouvelés en temps voulu, on ne voit pas bien pourquoi la machine s'arrêterait.

En réalité, il n'y a dans la vieillessse ni régression de nos organes, ni usure au sens strict du mot. Tous les états que présente l'être organisé, depuis l'état d'œuf jusqu'à l'état de cadavre, en passant par l'état fœtal, l'enfance, la jeunesse, l'âge mûr, la vieillesse et la caducité, ne sont que les résultantes des phénomènes vitaux qui président au développement de la matière organisée, et ne sont en fin de compte que la conséquence directe de ce développement.

A l'origine, à l'état d'ovule, l'homme — comme tous les animaux du reste — n'est qu'une petite masse d'albumine semi-liquide ; cette petite masse, quand elle a été fécondée, commence à présenter des condensations sur certains points ; l'albumine se groupe en granules qui se disposent suivant des lignes déterminées formant des lames, des feuillets, des sillons, des gouttières, des cavités multiples. Au bout de quelques semaines, une ligne sombre apparaît et s'accentue, c'est la *corde dorsale*, rudiment de la colonne vertébrale ; son tissu se condense ; elle émet des bourgeons qui seront la tête et les membres ; elle passe de l'état muqueux à l'état gélatineux, puis à l'état de cartilage, enfin à l'état osseux ; mais déjà, dans ces phases premières de son développement, on constate que ce tissu est plus riche que tous les autres en éléments minéraux ; il est le réceptacle des sels de chaux charriés par les liquides nourriciers, qui se déposent dans la trame du tissu osseux et donnent peu à peu à ce tissu sa résistance et sa solidité.

Notez bien ce fait : l'incrustation calcaire des os ; il vous donnera l'explication de la vieillesse.

Plus nous allons, en effet, plus la tendance à l'ossification nous gagne ; elle débute presque avec la vie et se continue très tard, beaucoup plus tard qu'on ne le croit généralement : ce n'est guère avant quarante ou quarante-cinq ans que l'ossification du crâne est complètement terminée, de manière à former au cerveau une capsule osseuse continue ; vers le même âge, à l'autre bout de la colonne vertébrale, le coccyx s'unit au sacrum ; à soixante ans, l'appendice xiphoïde se soude au sternum.

Mais l'ossification ne s'arrête pas là : peu à peu, les tissus dont l'élasticité est indispensable au bon fonctionnement de l'économie, ces tissus mêmes sont envahis par des dépôts calcaires ; les cartilages costaux, par exemple, s'incrustent petit à petit, et les mouvements de la poitrine se trouvent gênés par ce fait ; la respiration s'effectue moins bien, et par suite, la teneur du sang en oxygène est moindre : la nutrition intime des tissus, les combustions qui sont indispensables à la vie, tout cela tend à diminuer ; en même temps qu'elle immobilise notre squelette, l'ossification envahit l'appareil circulatoire : les parois des artères, des veines, s'encroûtent, perdent leur élasticité, deviennent cassantes ; des noyaux osseux apparaissent dans le cœur lui-même et gênent sa contraction rhytmique. Le poumon, le foie, les reins eux-mêmes ne sont pas à l'abri de cette invasion par les dépôts calcaires ; et tout ce cortège de troubles a pour cause unique l'ininterruption des actes qui ont amené le développement de l'être.

Comme on le voit, par ce tableau très sommaire, la vieillesse normale consiste en une sorte de pétrification de l'organisme ; cela est triste à constater : notre constitution nous condamne à un encroûtement progressif. Est-ce à dire que rien ne puisse entraver la marche de cette pétrification ? Loin de là. Une hygiène bien ordonnée peut reculer de beaucoup et la caducité et l'échéance fatale ; il y a plus : si la théorie de la vieillesse que je viens d'exposer en quelques mots est exacte, rien ne nous défend d'espérer que l'on découvre un jour le moyen de dissoudre et de faire disparaitre les concrétions calcaires envahissant les tissus qui devraient être respectés ; ce jour-là, on aura découvert la véritable fontaine de Jouvence... Mais ce jour me paraît assez éloigné et pour longtemps encore « devenir vieux reste grâce d'en haut ».

XL

De la Mort.

De tous les évènements qui surviennent autour de nous, la mort est celui qui nous apparaît comme le plus surprenant, comme le plus incompréhensible. A chaque instant, il se produit autour de nous des phénomènes bien plus extraordinaires : des enfants naissent, des graines germent, des plantes bourgeonnent, des vies nouvelles apparaissent. Tous ces miracles ne nous frappent pas ; il nous semble qu'ils sont choses nécessaires, fatales : de leur fréquence nous faisons leur banalité.

Tout d'un coup, le miracle s'arrête, la vie est suspendue, l'immobilité qui nous enveloppe apparait. Et nous nous réveillons, émus, troublés, frappés du peu que nous sommes.

Pourtant, sur les douze ou treize cent millions d'hommes qui rampent à la surface du globe, il en meurt 80,000 par jours et 55 environ par minute. Nous sommes, en vérité, pétris d'une pâte bien étrange pour que le phénomène de l'habitude, qui émousse tant d'impressions, n'ait plus aucune prise sur nous à propos d'un phénomène qui se répète aussi souvent.

Cette particularité tient, je crois, à ce fait que la mort naturelle est excessivement rare ; j'entends par mort naturelle celle qui serait le résultat du simple affaiblissement graduel de tous les organes, en dehors de tout trouble, de toute lésion morbide. Dans l'immense majorité des cas, l'homme est arraché à la vie par une maladie, par un accident qui interrompt les fonctions indispensables à l'évolution de l'être.

Ces fonctions primordiales sont peu nombreuses ; on peut les réduire à quatre : l'innervation, la circulation, la respiration, la nutrition. Je les ai énumérées dans l'ordre de leur importance au point de vue spécial qui nous occupe. La suppression de l'action des centres nerveux est l'accident qui amène la mort de la façon la plus rapide et la plus inopinée ; l'arrêt de la circulation, soit par impuissance du cœur, soit par hémorrhagie, vient ensuite ; l'asphyxie, symptôme qui survient au cours d'une foule de maladies, évolue souvent avec lenteur ; enfin, l'organisme résiste longtemps à l'épuisement qui a pour cause unique une nutrition insuffisante.

Certes nous savons tous que l'abolition absolue de l'une de ces quatre fonctions, bien et dûment vérifiée, suffit à la constatation du décès. Comme il importe au point de vue social d'assigner un instant précis au décès, on a pris pour habitude de le fixer au moment où la respiration s'est arrêtée, ou bien au moment où le cœur a cessé définitivement de battre ; cela uniquement parce que ces phénomènes sont aisément appréciables. Mais ce n'est là qu'une limite conventionnelle. En réalité, la vie se retire de nous pas à pas, et telle cellule peut avoir achevé son existence, alors que telle autre peut encore continuer et son évolution et sa fonction.

Ce qui caractérise la vie chez l'homme, c'est un effort commun de tous les éléments qui le composent, vers ce but : la conservation de l'individu et sa reproduction. Ce qui caractérise la mort, c'est la cessation de cet effort. Dès lors, l'anarchie se répand partout ; au lieu de concourir au bien commun, chaque cellule se met à vivre de son côté, de la vie qui lui est propre, à l'instar des organismes inférieurs, germes, ferments, moisissures dont elle est la sœur ; plus de direction, plus d'accord, plus de règle ; tout se décompose.

Une loi unique, une force intelligente, obligeait jusque-là chaque citoyen de cette république fédérative à diriger son travail pour coopérer au bien de tous ; une solidarité effective, autrement puissante que celle de nos associations civiques, unissait les éléments et les groupes ; nul ne pouvait s'affranchir de cette tutelle, de cette force, aussi puissante que la force électromotrice, aussi active qu'elle.

La mort survient. Ce *quelque chose* disparaît. La vie en commun cesse ; les éléments de l'organisme sont affranchis de tout lien et chacun d'eux se met à vivre de sa vie propre.

La mort n'est donc autre chose que la disparition d'une force qui rendait solidaires les unes des autres toutes les cellules du corps humain.

Rien ne se perd, dit-on. Si cet axiome est vrai, que devient la force qui lia entre eux les éléments organiques et constitua la vie ?

Elle ne se révèle à nous sous aucune forme ; elle disparaît, c'est-à-dire que nos organes ne la perçoivent plus, que nos réactifs chimiques, que nos appareils physiques ne la décèlent pas. Est-ce à dire qu'elle soit anéantie ?

Cela serait contraire à toutes les lois naturelles que nous connaissons. Elle disparaît, soit ; mais nous pouvons, nous devons même admettre son existence, tout comme les chimistes admettent l'existence de certains corps intermédiaires, parce que la logique veut qu'entre le cinquième et le septième composé d'une série, il y ait place pour le sixième ; ce corps n'a jamais été vu, ni senti, ni perçu, mais on le réalisera quelque jour.

Ainsi, en est-il d'une force disparue ; il est inadmissible, scientifiquement parlant, qu'elle s'anéantisse ; il est logique et sage d'admettre, même en se plaçant au seul point de vue du physiologiste, que la mort n'est pas un anéantissement, qu'elle n'est qu'une évolution de forces naturelles dont l'essence nous échappe, qu'elle n'est pas une fin, mais qu'elle est une transformation.

TABLE DES MATIÈRES

www.ingramcontent.com/pod-product-compliance
Ingram Content Group UK Ltd.
Pitfield, Milton Keynes, MK11 3LW, UK
UKHW020554180726
13838UKWH00001B/230

9 782329 336152